AF314626

PRODROME

D'UN OUVRAGE

SUR LE SYSTÉME

DES VAISSEAUX LYMPHATIQUES

CONTENANT 24 PLANCHES IN — FOLIO.

Par PAUL MASCAGNI *Profeſſeur d'Anatomie dans l'Univerſité de Sienne.*

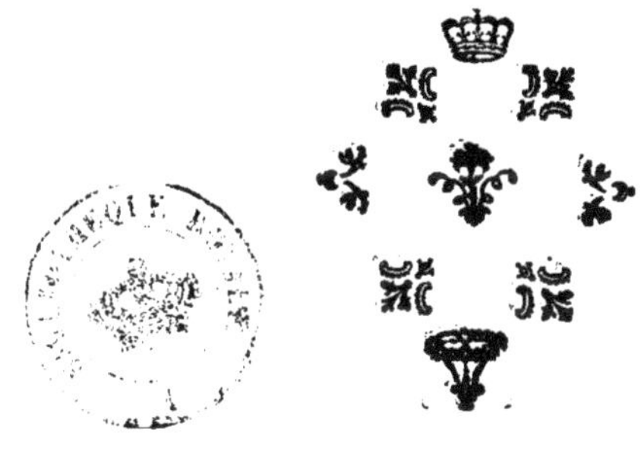

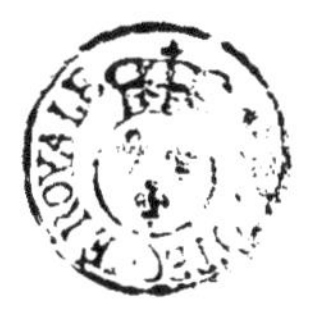

A SIENNE

CHEZ VINCENT PAZZINI CARLI & FILS

MDCCLXXXIV.

Avec Permiſſion.

PRÉFACE.

LES hommes qui par voie d'obfervations & d'expériences, ont entrepris d'embraffer & de réunir la chaine des fcien-
ces, de rendre compte au Genre Humain de leurs connoif-
fances, de lui révéler des fecrets importans, en lui montrant
le point où ils font parvenus : ces hommes, dis je, font fans
doute des Citoyens précieux, amans de leur Patrie & de
l'Humanité, & dignes de récompenfe.

Souhaitant ardemment d'imiter ces Citoyens, j'ai entrepris de fuivre, & j'ai fuivi dans le corps humain, par voie
d'obfervations & d'expériences, le Syftème des Lymphatiques;
& bien perfuadé que quiconque s'applique à une fcience,
eft obligé de connoitre tout ce que les autres ont fait, &
de procurer l'avancement de la fcience qu'il profeffe : tran-
fporté pour l'Anatomie, où ayant appris, que ce que nous
connoiffions à l'égard du Syftème des Lymphatiques, étoit peu
de chofe, j'en ai écrit un Ouvrage dont je préfente le Prodrome au Public, qui accoutumé à juger du mérite des Auteurs par les chofes qu'ils tirent de leur propre fonds, me fau-
ra, j'efpére, bon gré d'avoir employé tant de tems, & facri-
fié beaucoup d'argent pour le feul défir de lui être utile.

Je commençai donc en 1777. à faire des recherches fur
ce Syftème. J'employois au commencement les cadavres des Hydropiques; car dans ceux-ci les Lymphatiques font mieux vi-
fibles, étant dilatés & remplis par la matiére qui forme l'Hydropisie.

Après avoir appris à les connoitre dans ces cadavres,
je fefois ufage avec fuccés de tout autre cadavre. Pour les
rendre fenfibles, je les rempliffois de mercure par le moyen
d'un tube de verre avec deux branches, l'une perpendiculaire
longue & large, l'autre horizontale large & courte, & à l'extrêmité très fine.

PRÉFACE.

Depuis ce tems là jufqu'à 1781. (*) j'avois injecté plu-fieurs fois, & fuivi de leur origine au terme, des Vaiffeaux Lymphatiques dans toutes les parties du corps humain, à la referve de ceux du Cerveau.

Je m'étois auffi procuré des deffeins & quelques planches des mêmes préparations.

Je les démontrai publiquement dans le cours de mes leçons en 1781.

Je fus à Florence en 1782. je montrai fix de mes planches au Célébre Abbé Fontana, qui en parla à S. A. R. l'Archiduc Gran-Duc de Tofcane; & par ordre du même, j'y féjournai deux mois, fefant des préparations pour conferver dans le Cabinet Royal d'Hiftoire naturelle; & comme il manquoit tout ce qui regarde les Lymphatiques pour accomplir les préparations en cire qui montrent admirablement toutes les parties du corps humain; mes planches, mes deffeins & mes préparations ont fervi de modéle pour leur exécution: ces préparations fe confervent & fe montrent publiquement dans le même Cabinet Royal. Comme dans les deux mois que je demeurai à Florence je n'exécutai que quelques préparations dignes d'être confervées; j'eus enfuite la commiffion d'accomplir à Sienne tout le Syftème de ces Vaiffeaux. Je l'acceptai de bon gré pour repliquer mes obfervations, & pour établir les préparations dans un endroit où fe confervent tant de raretés d'Hiftoire Naturelle qui caufent l'admiration non feulement des Nationaux, mais des Étrangers, & où par la munificence du Souverain, quiconque peut les voir.

J'ai prefque effectué dans deux années les préparations qui montrent les Vaiffeaux lymphatiques de toutes les parties du corps dans leur fituation naturelle, & qui fe confervent dans l'eau de vie, les ayant envoyées au dit Cabinet Royal d'Hiftoire Naturelle.

Depuis 1781., je les ai démontrés publiquement dans mes leçons chaque année fucceffivement jufqu'à l'année courante.

(*) Les préparations faites depuis 1777 jufqu'à 1781 ont été vues par plu-fieurs perfonnes defquelles je nommerai feulement à préfent le favant Mr Caluri Profeffeur de Médecine dans cette Univerfité, qui non feulement m'a encouragé à fuivre mon travail, mais encore a bien voulu contribuer à la dépenfe des Planches qui accompagneront l'Ouvrage.

Dans tout le tems de mon travail fur ce Syftème des Vaiffeaux, tant ici qu'à Florence, je n'ai jamais fait myftère de mes
opérations; j'ai montré mes préparations, mes deffeins & mes
planches, & j'ai enfeigné ma méthode à tous ceux qui fouhai-
toient de l'apprendre tant Nationaux qu'Étrangers.

Le travail continuel fur ce Syftème de Vaiffeaux, m'a
procuré 24 deffeins in-folio, dont 14 font gravés.

On voit dans les mêmes les Lymphatiques de toutes les
parties du corps dans leur fituation, avec les autres parties
que j'ai pu y placer; leur cours, leur paffage par plufieurs
glandes, & leur terminaifon dans les Sou-clavières droite &
gauche, & dans les Jugulaires internes.

J'avois fait ce travail: l'Académie des Sciences de Paris
avoit propofé pour la troifième fois le Problême fur ce Syftème de Vaiffeaux. Elle avoit déterminé le tems de la préfen-
tation des mémoires à tout Juillet de l'année courante. Je
me réfolus de profiter de cette occafion, & de foumettre mon
travail au fage jugement de la même.

J'envoyai donc dans le mois de Mars dernier, à Mr. le
Marquis de Condorcet Secrétaire perpetuel de l'Académie, la
première partie de mon mémoire contenant la defcription des
obfervations & des expériences qui me fembloient réfoudre
les trois premières queftions, & une defcription de la méthode que je fuis pour injecter ces Vaiffeaux, avec un brief détail de leur cours dans toutes les parties du corps humain,
ce qui me fembloit réfoudre la quatrième & la cinquième
queftion.

Dans le mois de Mai, j'envoyai la feconde partie contenant douze planches & quatre deffeins (*) avec leurs explica-

---

(*) Des 12 planches, & des 4 deffeins remis à l'Académie, fix & un
deffein contiennent dix figures qui montrent les Vaiffeaux lymphatiques fuperficiels & profonds des extrêmités inférieures, des Feffes, de la partie antérieure
du Bas-Ventre, de la Verge & des Bourfes jufqu'aux glandes de l'Aine

La 7me montre le cours des fufdits Vaiffeaux par les glandes de l'Aine,
les Vaiffeaux lymphatiques de la Verge à droite & à gauche, le paffage des
Vaiffeaux qui dérivent des glandes de l'Aine dans la cavité du Bas-Ventre, les
Vaiffeaux lymphatiques Epi-Gaftriques & Iliaques Circonfléxes qui s'y
dans le glandes qui font au commencement de la cavité du Bas Ventre
Vaiffeaux fanguins Iliaques externes paffent de la même cavité à la
térieure de la cuiffe, & où ils prennent le nom de Crurals, la fui
dits Vaiffeaux par la cavité du Bas-Ventre à droite & a gauche,

tions & des notes, par rapport à des variétés que j'ai obfervées, & à ce qu'ont dit les Auteurs qui ont traité des Vaiffeaux lymphatiques.

Je promettois de remettre les autres huit deffeins lorfqu'
ils auroient été gravés, à caufe de la dépenfe pour les faire
copier.

Quelle fut ma furprife lorfqu'en Juin dernier j'appris par voie
de la perfonne qui préfenta le mémoire, que l'Académie avoit
retiré le Problême pour n'avoir reçu aucun mémoire en fix
années, & qu'elle avoit déterminé de le propofer de nouveau
dans deux ans pour 1789 ; que Mr. le Marquis de Condercet

---

trés nombreufes qu'ils rencontrent, les **Limphatiques** des Tefticules, des Reins,
leur union avec les fufdits, & comme après avoir paffé plufieurs glandes &
formé divers plexus, ils concourent tous enfemble à la formation du Canal
Thorachique.

Le fecond deffein montre le cours des Vaiffeaux lymphatiques des extrémités inférieures qui fe rendent aux glandes placées dans le Baffin, comme
ceux de la Veffie & ceux qui paffent par l'Echancrure Schiatique, fe rendent
aux mêmes.

La 8me. planche montre les Lymphatiques des Inteftins Grèles, & leur
cours par les glandes du Méfentère.

La 9me. les Lymphatiques de la furface convexe du Foie.

La 10me. montre les Lymphatiques de la furface concave du Foie, les profonds, ceux du Ventricule, & comme ceux du Foie, de la Rate, des Inteftins,
des Reins, des Tefticules & des Extrémites inférieures s'uniffent, paffant diverfes glandes & formant différens plexus pour concourir à la formation du
Canal Thorachique.

La 11me. montre les Lymphatiques du Foie qui vont aux glandes placées dans
la cavité du Thorax dans l'environ de la Cave, & de l'Oefophage, & comme de celles-ci ils paffent à d'autres, & enfin au Canal Thorachique : elle
montre auffi les lymphatiques de la furface concave des Poumons, la terminaifon de quelques uns de ceux de la convexe, les profonds, le paffage de
tous ces Vaiffeaux par plufieurs glandes, la terminaifon de ces Vaiffeaux en
partie au Canal Thorachique dans fon cours par la cavité du Thorax, en partie dans fon cours par le Cou, & en partie à ceux du côté droit qui vont à
l'angle de la Jugulaire & de la Sou-Clavière de ce même côté : elle montre
enfin la terminaifon de tout le Syftème des Limphatiques à gauche & à droite.

La 12me. montre en deux figures les Superficiels des extrémités fupérieures.

Le 3me. deffein montre les Limphatiques fuperficiels de la partie poftérieure du Cou, du Dos, & des Lombes.

Le dernier montre la fuite de ceux du Dos & du Cou fufdits, les fuperficiels de la partie antérieure, fupérieure & latérale du Bas-Ventre, ceux de la
partie antérieure & latérale du Thorax, comme ils vont fe rendre aux glandes
de l'Aiffelle, & comme quelquefuns fe gliffent dans la cavité du Thorax : il
montre enfin ceux de la Tête & du Cou. Les autres huit dont deux font
gravés, montrent ce qui refte.

avoit donné mon mémoire à examiner à un des Membres
de l'Académie, & que celui-ci avoit dit que pour juger du mérite du mémoire, il falloit voir la feconde partie, qui fut auf-
fitôt préfentée. J'écrivis alors à Mr. le Marquis de Condercet,
lui difant que je ne pouvois pas attendre, parceque j'aurois
rifqué de perdre plufieurs découvertes que j'ai faites. Je fis
écrire à la perfonne qui avoit préfenté mon mémoire de le retirer,
& je me déterminai de publier la première partie du mémoire, comme Prodrome d'un Ouvrage qui contient une ample
defcription de ce Syftème de Vaiffeaux, avec des obfervations
Phyfiologiques & Patologiques que j'ai eu occafion de faire.
Je décris dans ce Prodrome le cours de ces Vaiffeaux felon
celui que j'ai obfervé le plus fréquemment. Je ne parle pas
des variétés, & de ce qui a été fait par les autres fur ce Syftème, me refervant d'en parler dans l'Ouvrage.

La gravure des planches qui reftent, demandera dix mois
ou une année de tems, à caufe du grand travail, voulant les
faire graver par celui qui les a deffinées d'après nature, &
qui a auffi gravé les autres. Ainfi je retarderai à une année
tout au plus, l'entière publication de cet Ouvrage, qui pa-
roitra par pièces.

Je me fuis déterminé de le publier en Latin ; Langue
commune aux Médecins de toutes les Nations.

Je publie ce Prodrome en François, comme je l'avois écrit
& envoyé à l'Académie.

Je divife ce Prodrome en deux parties : Je parle dans la première des Vaiffeaux lymphatiques Artérieux & Veineux, admis
par plufieurs Auteurs ; de l'origine & du terme des Vaiffeaux
lymphatiques, & de la ftruóture des glandes conglobées. Dans
la feconde je parle de la méthode que je fuis pour injeóter
ces Vaiffeaux, & des cadavres qui font le plus à propos, afin
que les injeótions aient un bon fuccès ; & j'expofe un brief
détail de leur cours dans toutes les parties du corps humain.
J'ajoute enfin pour effai, quatre planches de celles qui
accompagneront l'Ouvrage, avec une briève explication, en
refervant une plus étendue, & avec des notes, à l'Ouvrage.

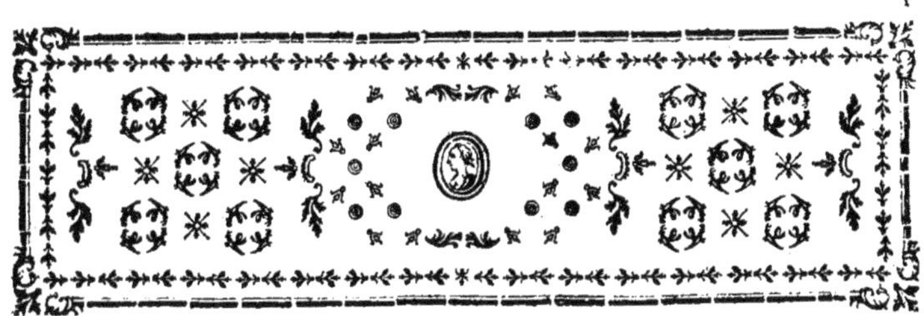

PRODROME

D'UN OUVRAGE SUR LE SYSTÉME

DES VAISSEAUX LYMPHATIQUES

CONTENANT 24. PLANCHES IN F.º

PREMIÈRE PARTIE

CHAPITRE PREMIER.

S'il y a plusieurs espéces de VAISSEAUX LYMPHATIQUES,
comme on l'avoit d'abord avancé.

A L'égard de cette queftion, je dirai de n'avoir reconnu que les Vaiffeaux lymphatiques valvuleux qui conftituent un fyftème de Vaiffeaux, féparé de celui des Sanguins.

Les Vaiffeaux lymphatiques artérieux, & veineux, les Neuro-Lymphatiques, que plufieurs Phyficiens ont fuppofé, doivent être regardés comme des Etres fyftématiques, parceque l'Anatomie ne reconnoit d'autre guide que la démonftration & le témoignage des fens.

Les preuves qu'on apporte de l'exiftence de ces Vaiffeaux font celles qui fuivent.

A

L'inflammation découvre dans le blanc de l'œil une infinité d'Artères & de Veines, tandis qu'auparavant on n'y en voyoit que peu: voici comme on a raisonné fur cela.

Si tous ces Vaiffeaux étoient naturellement pleins d'une liqueur rouge, pourquoi ne fe laifferoient ils pas apercevoir? Pourquoi le blanc de l'œil ne feroit il pas lui même rouge? Comme cela n'eft pas, on doit bien penfer que la plupart des ramifications qu'on voit dans le blanc de l'œil enflammé, ne portent naturellement qu'une liqueur blanchâtre ou lymphatique.

On fuppofe qu'il n'y a naturellement qu'un petit nombre de Vaiffeaux fanguins dans le blanc de l'œil; mais il eft certain, qu'éxaminant avec attention l'œil fain, on découvre dans le b'anc du même une multitude de petits Vaiffeaux fanguins, & ceux qui font infenfibles, quand on regarde avec les yeux nuds, deviennent fenfibles par le fecours des verres, & leur nombre fe multiplie toujours de plus en plus, à mefure que ces verres groffiffent davantage. Les obfervations microfcopiques faites fur les animaux dans lefquels les tuniques des Vaiffeaux fanguins font tranfparentes, démontrent un nombre prodigieux de petits Vaiffeaux qui portent une ou deux lignes de globules rouges flottans dans une autre matière fans couleur, dans certaines parties où avec les yeux nuds on ne voit point de veftige de Vaiffeaux fanguins; & les injections des matières fubtiles m'ayant démontré, que les Vaiffeaux fanguins dans les lieux enflammés font dilatés, je crois que dans l'inflammation, ces Vaiffeaux fe dilatent par la force du cœur, & qu'il fe gliffe dans les mêmes un plus grand nombre de globules, fe rendant pour cela fenfibles aux yeux nuds, tandis qu'ils ne l'étoient pas auparavant.

Les petits Vaiffeaux très nombreux que les injections fubtiles font apercevoir, peuvent être rapportés aux mêmes fanguins d'une ou deux lignes de globules. La glue colorée avec le vermillon & fondue dans l'eau, pénétre tellement dans les plus petits partages, que toutes les parties pourvues de Vaiffeaux fanguins deviennent rouges, & on peut voir avec les verres, que ce rouge vient d'un subtil réseau de petits Vaisseaux sanguins, qui couvre toutes les parties du corps pourvues des mêmes.

La ditte matière pénétre toujours des Artères dans les Veines sans une grande force, & quand il n'y a pas de rupture, elle remplit le dit réseau d'une manière merveilleuse, & fait voir un nombre prodigieux de Vaisseaux dans les lieux où on ne le croyoit pas. Le vermillon pénétre sans une grande force dans ces Vaisseaux.

Les molécules du vermillon dont j'ai fait usage, comparées au Microscope avec les globules du sang, étoient plus grandes ; & pour cela il est vraisemblable que ces Vaisseaux dans les animaux sains, contiennent aussi avec la lymphe les globules rouges, & ne soient pas des Vaisseaux lymphatiques artérieux & veineux comme on l'avoit cru. (*)

A ij

(*) En fesant des observations au Microscope dans les animaux où l'on voit la circulation, je n'ai jamais vu sortir des extrêmités des Artères & des Veines qui portent une ou deux lignes de globules flottans dans une autre matière sans couleur, d'autres Vaisseaux si subtils qui ne pussent admettre une ou deux lignes de globules. Le Microscope grossissoit suffisamment à les faire voir, & on ne voyoit qu'Artères se replier, & se réduire en Veines ; c'est pourquoi j'en conclus, que des extrêmités des Artères il ne part pas un nombre prodigieux de Vaisseaux qui portent une humeur plus subtile de globules rouges, & qu'ils se rendent aux extrêmités des Veines comme on l'avoit supposé.

Le plus grand Physicien d'Italie, le Célèbre Abbé Fontana, m'a aussi assuré, que dans les très nombreuses observations Microscopiques qu'il a faites à l'égard de la circulation du sang, il n'a jamais vu sortir des extrêmités des Artères, des Vaisseaux qui ne charient des globules rouges, & qui se terminent aux extrêmités des Veines.

Les Vaiſſeaux pleins de ſang, obſervés par Mr. Ferren dans le ve-
louté de la matrice, dans le cadavre d'une femme, qui étoit morte au
tems de ſes purgations, doivent être rapportés aux Vaiſſeaux lymphatiques valvuleux dont cette Membrane eſt compoſée, qui dans le
tems des purgations, pompent le ſang de la cavité de la Matrice, &
qui hors de cette occaſion ſont remplis d'une autre matière qu'ils pompent du même lieu. (*)

On doit rapporter au même ſyſtème des Vaiſſeaux, ceux criſtallins
fort déliés, & fort diſtincts, pleins d'une liqueur diaphane, obſervés par
le même Auteur dans le tiſſu cellulaire qui eſt ſous la conjonctive de
l'œil du chien, & dans celui de l'Homme, parceque j'ai obſervé pluſieurs fois les mêmes, & reconnu qu'ils appartenoient au ſyſtème des

---

(*) Les Membranes qui couvrent l'externe & l'interne des parties du
corps dépourvues de Vaiſſeaux ſanguins, ſont compoſées d'un nombre prodigieux de ſubtils Vaiſſeaux lymphatiques, comme montrent les injections des
matières colorées dans les cavités du corps, & comme je le dirai dans l'explication d'une planche qui montre quelques unes de ces Membranes injectées de
la ſuſditte manière.

Les injections des Lymphatiques du Foie faites avec le mercure, montrent
le même. On voit clairement que le Péritoine eſt compoſé d'un amas de ces
Vaiſſeaux. Je n'excepte pas les Membranes internes des Vaiſſeaux ſanguins.
Les Lymphatiques comme Vaiſſeaux abſorbans naiſſent auſſi de la ſurface interne des Sanguins, & ne pompent pas les globules rouges, parceque ces globules ſont pouſſés par la force du cœur, & coulent le long du milieu. Ils
abſorbent une matière plus ſubtile qui raſe les parois des Vaiſſeaux ſanguins.
Le diamètre des extrêmités des Lymphatiques eſt capable d'admettre les globules rouges, car dans les extravaſations, & dans l'Inflammation on les trouve
dans les mêmes.

Lymphatiques valvuleux, les ayant fuivis jufqu'aux autres troncs qui vont aux glandes lymphatiques, quoiqu'ils femblent cilindriques.

Les Vaiffeaux obfervés dans l'Iris, appartiennent aux Artères d'une & deux lignes de globules rouges, comme montrent les injections des Sanguins où fe rempliffent les dits Vaiffeaux.

CHAPITRE SECOND.

De l'origine & terminaifon des Vaiffeaux lymphatiques.

A L'égard de leur origine & terminaifon, je dirai qu'ils naiffent de la furface interne & externe de tout le corps, & qu'ils forment le Syftème des Vaiffeaux abforbans. Les preuves font celles qui fuivent.

Dans les cadavres des Hydropiques j'ai toujours obfervé que les Vaiffeaux lymphatiques des parties hydropiques, étoient remplis de la même matière que celle qui étoit dans la cavité hydropique.

J'ai plufieurs fois obfervé, en injectant ces Vaiffeaux dans les Hy-dropiques, que les glandes où fe rendoient les mêmes, étoient engor-gées, que la matière injectée s'arrêtoit, & qu'en conféquence de cela, la matière dépofée par les Vaiffeaux fanguins, ne pouvant être pompée par les lymphatiques, & rapportée en cercle, s'arrête, & qu'il fe forme ainfi une efpèce d'Hydropifie, tandis qu'il s'en forme une autre efpèce lorfque les Vaiffeaux font dilatés & foibles comme j'ai eu occafion de voir plufieur fois, & alors le mercure pénétre très-bien les glandes, & s'en va au terme.

Dans un cadavre dont la cavité du bas-ventre étoit remplie d'une matière laiteufe, j'en ai trouvé les Vaiffeaux lymphatiques de la ditte ca-vité, remplis de la même matière.

J'ai eu occafion d'obferver des extravafations de fang dans la cavité du bas-ventre & du Thorax dans trois cadavres, & j'ai toujours
trouvé les Vaiffeaux lymphatiques remplis de fang.

J'ai obfervé des extravafations de fang dans la Pannicule adipeufe
des extrêmités fupérieures & inférieures, & j'ai trouvé du fang dans
les Vaiffeaux lymphatiques des mêmes extrêmités.

Dans plufieurs Ictériques qui avoient le Conduit Choledoque engor-
gé, j'ai obfervé les Vaiffeaux lymphatiques du foie, remplis de bile.
Dans les fufdits cadavres j'ai obfervé les Lymphatiques des autres parties, remplis d'une lymphe jaune.

J'ai auffi obfervé les Vaiffeaux lymphatiques qui commençoient
des parties enflammées, remplis d'une lymphe fanguinolenté, & les
glandes où fe rendoient les Vaiffeaux des fufdittes parties, plus rouges
que celles où terminoient les Lymphatiques des parties qui n'étoient
pas enflammées.

Les Poumons des adultes font tachés de bleu. Les glandes lymphatiques de ce Vifcère font de cette couleur. Ces taches ne fe voient pas
dans les Poumons des enfans, & de quelques quadrupèdes; les glandes
dans ce Vifcère font rouges comme dans les autres parties.

J'ai toujours reconnu un rapport entre la couleur des parties, &
celle des glandes où fe rendoient les Vaiffeaux lymphatiques de ces
parties.

Dans quelques circonftances où les cavités étoient remplies d'air,
j'ai rencontré le même air dans les Vaiffaux lymphatiques.

La putréfaction développe l'air des parties, cet air fe gliffe dans les
cavités, & de là dans les Vaiffeaux lymphatiques comme on peut s'en
convaincre.

Lorfqu'un abcès, un ulcère, ou quelconque maladie occupe quelque partie, les glandes où fe rendent les Vaiffeaux lymphatiques de
ces parties, s'engorgent.

J'ai injecté par un petit trou, de l'eau chaude colorée differemment, (*) dans les cavités du Thorax & du bas-ventre de plufieurs cadavres, & j'ai obfervé, que cette eau colorée, a pénétré dans les Vaif-feaux lymphatiques de ces cavités, & dans les Vaiffeaux lymphatiques fuperficiels des Vifcères qui font placés dans les mêmes: quelque fois je

---

(*) J'ai fait le plus fouvent ufage de l'encre pour donner la couleur à l'eau chaude. J'ai fait ufage des cadavres d'enfans & de jeunes gens, ayant obfervé que dans ceux des vieillards ils ne fe rempliffent pas fi facilement. J'ai fait les fufdittes injections depuis fix heures jufqu'à 48. après la mort, & j'ai obfervé que dans les adultes, après les 6 heures ou 8 de la mort, ils ne fe rempliffent pas fi facilement, mais que dans les enfans quelquefois ils fe rempliffent auffi après 40 heures.

Dans la cavité du Thorax, on voit très bien ceux du Diaphragme, parce-qu'ils font fur un fond rouge, & on y voit la matière injectée dans la cavi-té, qui arrive jufqu'à la glande où fe rend le tronc principal. On voit auffi ceux de la Plèvre, & les fuperficiels des Poumons.

Dans la cavité du bas-ventre, on voit très bien les fuperficiels du foie, & les troncs principaux remplis de la matière colorée, en regardant les liga-mens à la clarté. On voit auffi les fuperficiels de la Rate, ceux du Péritoine, du Ventricule & des Inteftins.

Je retiens auprès de moi une portion des Inteftins où l'on voit des taches noires; au deffous de ces taches on voit des troncs confidérables des Lympha-tiques qui fe réduifent dans un qui, paffant entre les lames du Péritoine qui forme le Méfentère, fe rend à une glande lymphatique. Avec les verres on voit évidemment que la Membrane extérieure des Inteftins, formée par le Pé-ritoine, n'eft qu'un amas de Vaiffeaux lymphatiques très fubtils, qui prennent racine de la furface, comme montre auffi le paffage des matières colorées dans les mêmes.

J'ai répété plufieurs fois les fufdittes expériences, & j'ai vu que quel-quefois la matière colorée ne pénétre dans aucune partie.

'nai pas reconnu que la liqueur de la cavité ait pénétré dans les Vaiſ-
feaux lymphatiques.

J'ai injeċté de ll'eau chaude colorée dans les conduits excrétoires
des Viſcères, & j'ai obſervé que la même matière s'eſt gliſſée dans les
Vaiſſeaux lymphatiques profonds de ces mêmes Viſcères avec la même
couleur; les mêmes Viſcères ſe font gonflés, & fuintoient de la ſurface
une eau légèrement colorée, & la même eau s'eſt gliſſée dans les Vaiſ-
feaux lymphatiques ſuperficiels de ces Viſcères.

J'ai auſſi injeċté de l'eau chaude colorée & foncée dans les Artères des Viſcères; les Viſcères ſe font peu à peu enflés, ont fuinté de
l'eau légèrement colorée, qui s'eſt gliſſée avec la même couleur pâle
dans les Vaiſſeaux lymphatiques ſuperficiels & profonds des mêmes
Viſcères.

Il en a été de même en injeċtant les Veines avec la même eau colorée.

J'ai injeċté les Poumons par les bronches, avec de l'eau chaude colorée, elle s'eſt gliſſée avec la même couleur dans les Vaiſſeaux lymphatiques profonds; de ce Viſcère elle a fuinté de la ſurface de couleur
pâle, & avec cette couleur elle s'eſt gliſſée dans les Vaiſſeaux lymphatiques fuperficiels.

J'ai injeċté avec de l'eau chaude colorée les Vaiſſeaux ſanguins des
autres parties, cette eau a fuinté de couleur pâle dans la Cellulaire, &
s'eſt gliſſée avec cette couleur dans les Vaiſſeaux lymphatiques de ces
parties. Les parties ſe font enflées comme dans l'Hydropiſie.

J'ai plongé pour quelque tems le Foie, & le Poumon dans une eau
colorée de rouge par le ſang, cette eau s'eſt gliſſée de cette couleur
dans les Vaiſſeaux lymphatiques de ces Viſcères.

La glue fondue dans l'eau, & colorée avec le vermillon injeċtée dans
les Artères, retourne dans les Veines, remplit tellement les petits Vaiſ-
feaux ſanguins, que tous les Viſcères font de la même couleur de la matière injeċtée, & avec les yeux nuds on ne diſtingue pas le fin réſeau

compoſé

compofé de petits Vaiffeaux comme on le diftingue avec les verres. Pendant l'injection on obferve comme les Vifcères & les autres parties s'enflent & fuintent une matière fans couleur qui fe gliffe dans les Vaiffeaux lymphatiques, comme on peut voir après que les parties fe font refroidies, tachant d'injecter les Vaiffeaux lymphatiques avec le mercure qui quelquefois ne pénétre pas auffibien comme lorfqu'on n'a pas fait la ditte injection avec la glue On verra auffi que la ditte matière fuintée fe gele, & que c'eft de la glue fans couleur. Le fuintement fe fait par les porofités inorganiques, car les Artères font continues aux Veines comme on peut voir dans les parties injectées, puifque dans les mêmes où les Artères s'uniffent avec les Veines on ne voit que de fins réfeaux qui réfultent de l'union de ces Vaiffeaux.

Les obfervations microfcopiques faites dans les animaux où la tranfparence des tuniques des Vaiffeaux fanguins permet de voir la circulation, démontrent le même.

J'ai fait plufieurs expériences en injectant la glue fans couleur, & d'autres matières fubtiles dans des troncs d'Artères & de Veines, dans des ventricules, des inteftins & des veffies, & j'ai obfervé que les matières injectées pénétrent par les porofités des Membranes qui les compofent. Si la matière qu'on injecte n'eft pas capable de pénétrer par les porofités des tuniques de ces Vaiffeaux dans les cavités, elle ne pénétre pas non plus dans les Vaiffeaux lymphatiques; & fi en introduifant par d'autres voies les matiètes dans les cavités, elles fe gliffent dans les Vaiffeaux lymphatiques comme j'ai dit, il faut conclurre que les Vaiffeaux fanguins les remettent par les porofités de leurs tuniques aux cavités, & que les Vaiffeaux lymphatiques les pompent des mêmes. (*)

B

(*) En fefant des expériences fur les animaux vivans, j'ai vu un fuintement de matières les plus fubtiles du fang par les porofités des tuniques des Artères, & des Veines. J'ai vu auffi un fuintement par les porofités des tuni-

Les Veines lactées font de la même nature des Vaisseaux lymphatiques, & lorfque les inteftins ne contiennent pas le chyle, elles portent
la lymphe comme on peut le voir.

Dans une Hydropifie de la cavité du bas-ventre, j'ai trouvé les
Vaiffeaux lymphatiques des inteftins que l'on nomme Veines lactées,
remplis de la même lymphe de la cavité, ce qui prouve que les Vaiffeaux lymphatiques qui ont origine de la furface des inteftins qui regarde la cavité, s'uniffent avec ceux qui proviennent de la furface interne,
qui portent le chyle lorfqu'il s'y contient comme je viens de le dire;
ajoutant que ces vaiffeaux font tout à fait femblables, on peut conclurre qu'ils font de la même nature, & comme ils prennent origine de la
cavité des inteftins, les autres auffi prennent origine des autres cavités
comme les fufdittes obfervations & expériences le prouvent évidemment.

Il me refte à prouver leur origine de la furface externe du corps.

Il eft conftaté que les matières appliquées à la furface externe du
corps fe gliffent dans l'interne du même.

Les Artères étant continues aux Veines comme le démontrent les
injections & les obfervations microfcopiques, on ne peut pas croire

---

ques des Vaiffeaux lymphatiques. J'ai noué dans le cou d'une Aneffe dans le
même tems, au deffous & au deffus, la Jugulaire interne, l'Artère Carotide,
& un gros Vaiffeau lymphatique. Tous ces Vaiffeaux au commencement étoient
remplis, ils fuintoient de leur furface, & peu à peu ils fe font tous flétris,
& la matière qu'ils contenoient a beaucoup diminué, ce qui prouve que des
porofités des tuniques de ces Vaiffeaux, il fuinte une quantité confidérable
d'humeur. J'ai répliqué cette expérience dans d'autres animaux avec le même
fuccès.

Je crois que ce fuintement ait trompé le Chevalier Rofa comme Mr. Mo-
fcadi l'a fagement dit.

que ces matières pénétrent par les Veines absorbantes qui ont été reçues hypothétiquement. (*)

B ij

____

(*) En injectant la glue colorée avec le vermillon, on voit comme les parties sont couvertes d'un réseau très fin, comme les Vaisseaux sanguins sont ammassés les uns sur les autres, quelle surface ils occupent, & on conçoit aisément d'où provient le suintement, car les Vaisseaux ayant à leur extrémité les tuniques très fines, ils donnent aisément par leurs porosités, passage aux parties le plus subtiles: ainsi sans admettre les Artères exhalentes, & les Veines absorbantes, que plusieurs Physiciens ont supposé sans démonstration, on explique très bien toutes les secrétions: si on ajoute que la même glue colorée injectée par les Artères retourne constamment par les Veines, & suinte par les porosités des tuniques, des Veines & des Artères une glue sans couleur, la chose se réduit presque à démonstration.

Que les secrétions s'effectuent par les Artères, & que les Veines en rapportent le superflu, cela n'est appuyé qu'à des suppositions. Je crois appuyé à des observations, & des experiences, comme on verra dans mon Ouvrage, que les secrétions s'effectuent autant par les Artères que par les Veines, & que toutes les humeurs se séparent par les porosités inorganiques, & que les Lymphatiques pompant le superflu coopérent à leur faire acquérir les propriétés convenables, & qu'ils forment avec le même superflu, & d'autres parties pompées de l'air, la lymphe qui nourrit les parties du corps animal.

Dans une Souris j'ai observé toute la substance du Foie réduite à un amas de petites cellules. De chaque cellule il partoit de petits canaux qui se réduisoient ensemble & formoient des troncs considérables qui se réunissant, formoient le canal Hépatique. Ces cellules avec leurs canaux ressembloient à une grappe de raisin. Les Vaisseaux sanguins couloient par les Membranes qui formoient ces cellules. Dans l'interne de ces cellules il s'y contenoit une matière blanchâtre.

Cette observation semble prouver que les glandes conglomerées ne sont

Il faut donc reconnoitre le même Syſtème des Vaiſſeaux lymphatiques qui pompent de différentes ſurfaces des cavités internes. Les faits
qui ſuivent le prouveront.

La vérole de la ſurface du corps ſe gliſſe dans l'interne du même ,
& qu'elle s'y gliſſe par les Vaiſſeaux lymphatiques , les tumeurs des
glandes le prouvent où ſe rendent les Vaiſſeaux lymphatiques des parties auxquelles la Vérole s'eſt attachée.

Dans l'inoculation de la petite vérole , on applique à la ſurface du
corps le virus, & on voit gonfler les glandes où ſe rendent les Vaiſſeaux lymphatiques des parties auxquelles le virus a été appliqué.

Les tumeurs des glandes lymphatiques des aines, des aiſſelles , de
la tête & du cou qu'on dit voir dans le tems de la peſte, prouvent
que ce virus, par ce ſyſtème des Vaiſſeaux , ſe gliſſe dans l'interne du
corps, car les Vaiſſeaux lymphatiques ſuperficiels ſe rendent aux mêmes
glandes comme on verra par mes planches, & en injectant les mêmes
Vaiſſeaux.

---

autre qu'un amas de petites cellules environnées d'un amas de Vaiſſeaux ſanguins qui , par les poroſités de leurs tuniques, dépoſent dans ces cellules une
humeur , laquelle étant délivrée des parties les plus ſubtiles par le moyen des
Lymphatiques qui prennent origine de la ſurface interne de ces cellules, & des
canaux qui dérivent des mêmes , acquiert les propriétés convenables , & peu
à peu s'en va au lieu deſtiné par la nature.

Les Follicules glanduleux ne font que des cellules environnées d'un nombre prodigieux de Vaiſſeaux ſanguins comme on peut voir dans la Membrane
pituitaire , & dans d'autres parties après une injection de glue colorée avec le
vermillon. Dans le tems de l'injection & après , on voit couler par les narines une quantité conſidérable de glue ſans couleur qui ſe gele. On voit après
comme cette Membrane eſt remplie de ces cellules, comme les Vaiſſeaux ſanguins y ſont nombreux & s'y diviſent admirablement, & comme les Lymphatiques ſe rempliſſent de la glue ſans couleur.

L'onguent compofé avec le fain doux & le fublimé corrofif, felon ja méthode de Mr. Cirillo Médecin Napolitain, appliqué à la plante du pied, fait défenfler les glandes de l'aine enflées par la vérole attachée à la verge, ce qui prouve que cette matière fe gliffe dans les Vaiffeaux lymphatiques fuperficiels de la plante du pied, qui de là vont aux fufdittes glandes comme on verra par mes planches.

J'ai obfervé quelquefois en moi même, que, lorfque je tenois quelque tems les pieds dans l'eau, les glandes de l'aine fe gonfloient avec quelque douleur, & que de la glande de la verge il fuintoit une humeur. Après cela je me fuis enrhumé du cerveau, & une humeur falée fuintoit de la Membrane pituitaire. Je crois donc que les Vaiffeaux lymphatiques des pieds ayant pompé une eau extraordinaire, & qu'étant remplis ils ne donnent pas un libre paffage à l'humeur qui provenoit de la glande de la verge, comme les Vaiffeaux lymphatiques des pieds aux glandes de l'aine, fe mêlent avec ceux de la verge, & les Sanguins la dépofant de même, & les lymphatiques ne la pouvant toute pomper, il falloit qu'elle fuintaffe de la glande de la verge. La même humeur étant après parvenue où fe rendent les Vaiffeaux lymphatiques qui proviennent de la Membrane pituitaire, & empêchant de s'y décharger aifément, il falloit qu'une partie de cette humeur qui fuinte des porofités des Vaiffeaux fanguins, n'étant pas pompée par les Lymphatiques, fortit par les narines & par la bouche, fous la forme d'une eau tranfparente qui, étant très piquante, picotoit la Membrane pituitaire.

Tous ces faits prouvent que les matières de la furface du corps fe gliffent dans l'interne du même, & que c'eft par les Vaiffeaux lymphatiques qu'elles s'y gliffent.

J'en laiffe d'autres, & je paffe à la *terminaifon*.

Ce Syftème des Vaiffeaux fe termine dans la Veine fou-claviere droite & gauche, ou en partie dans les jugulaires internes comme le démontrent mes planches, & comme on peut voir en injeɗant ce Syftème avec la méthode que j'expoferai après.

CHAPITRE TROISIEME.

Comme ce fyfiéme de Vaiffeaux fe comporte dans les glandes conglobées.

Tous les Vaiffeaux lymphatiques paffent par plufieurs glandes avant de fe rendre au Canal thorachique, ou aux autres Vaiffeaux lymphatiques qui fe rendent auffi aux Veines Sou-clavieres, & aux Jugulaires.

Les troncs des Lymphatiques proviennent d'un fubtil réfeau qui eft dans les endroits où ils ont origine, & qui couvre toutes les parties. Ces troncs avant d'arriver aux glandes fe divifent en plufieurs branches, & quelques uns vont fe rendre à une glande, tandis que d'autres vont à d'autres. Parvenus aux glandes ils fe divifent & fubdivifent en plufieurs autres branches qui, après s'être gliffées dans la fubftance des mêmes, fe réuniffent & forment un, deux, ou plufieurs troncs qui von à d'autres glandes où ils fe portent de même.

Lorfque le mercure a pénétré ces glandes, on voit qu'elles ne font qu'un plexus de Vaiffeaux lymphatiques qui tantôt s'aminciffent, tantôt groffiffent & forment des cellules. Ces Vaiffeaux dans quelques glandes fe dilatent tellement, qu'ils forment des cellules plus groffes dans lesquelles ils fe gliffent d'un côté, & en fortent de l'autre.

En injectant les Vaiffeaux lymphatiques, la matière fe gliffe bien dans les mêmes; mais lorfqu'elle eft parvenue aux glandes, elle y rencontre de la difficulté qu'on peut furmonter par la preffion lorfqu'il n'y a pas d'obftruction; mais ordinairement dans quelques cadavres d'Hydropiques, & autres cadavres où les glandes font engorgées, la preffion les fait plutôt rompre que furmonter la difficulté.

Tout cela montre que dans ces glandes les humeurs doivent couler avec lenteur, & comme ces Vaiffeaux dérivent de différentes parties, & portent des mêmes différentes fubftances qui concourent à la formation de la lymphe, il falloit que la nature pourvut à la combinaison de ces fubftances par une telle ftructure.

Les glandes conglobées ne font donc qu'un plexus de Vaiffeaux lymphatiques qui tantôt s'aminciffent, tantôt groffiffent, tantôt fe divifent, & tantôt fe réuniffent parmi lesquels il fe gliffe auffi un nombre confidérable de Vaiffeaux fanguins comme le démontrent les injections des mêmes. (*)

(*) En injectant les Vaiffeaux lymphatiques avec le mercure ; il arrive fréquemment dans une préparation où le même a pénétré plufieurs glandes, qu'il fe gliffe dans les Veines de quelques uns ainfi il fe décharge avec célérité dans les Veines qui communiquent avec celles de la glande.

Cette obfervation fembleroit confirmer la communication des Lymphatiques avec les Veines dans les glandes, que Mckel nous a donné pour une découverte, ayant obfervé dans une glande lombaire que, lorfqu'elle étoit à demi pénétrée, le mercure fe gliffoit dans les Veines par la preffion.

Dans toutes les glandes que j'ai obfervées, où le mercure avoit pénétré des Lymphatiques dans les Veines, j'ai rencontré quelquefois des extravafations déclarées, quelquefois des cellules très dilatées, c'eft pourquoi je ne me détermine pas d'admettre cette communication, me réfervant à faire d'autres obfervations pour confirmer ou abattre la fufditte opinion.

Où les glandes font le plus pénétrées, il n'arrive pas que le mercure fe gliffe dans les Veines. J'ai lié plufieurs fois les troncs qui fortent des glandes, & avec la preffion j'ai pouffé le mercure dans ceux qui s'y gliffent, & j'ai vu tous les Vaiffeaux de la glande fe remplir, & fe rompre plutôt, que de pénétrer dans les Veines de la même.

J'ai injecté plufieurs fois avec le mercure le Pelvis des reins, & j'ai obfervé que lorfque le mercure a rempli le fufdit pelvi, il pénétre dans la Cellulaire, & dans les troncs principaux des Veines [illegible] pénétrer avant par les petits partages, ce qui prouve [illegible] les voies [illegible],

La lymphe eſt un compoſé de matières ſalines, huileuſes & acqueuſes, comme le démontre la Chimie; & les Vaiſſeaux lymphatiques pompent les mêmes matières des parties où ils prennent origine: par conſéquent ces différentes ſubſtances dans les glandes pour les ſuſdittes choſes, ſe rencontrent, s'uniſſent ſelon les loix de l'attraction, & forment ainſi la lymphe animale.

Les glandes conglobées ſont donc deſtinées à l'élaboration de la lymphe animale qui nourrit les parties du corps.

Les Vaiſſeaux ſanguins dépoſent différentes ſubſtances dans ces différentes parties du corps. Les Vaiſſeaux lymphatiques pompent la matière ſurabondante, & coopérent ainſi à leur faire acquérir les propriétés convenables, la portent en cercle, & avec la même & d'autres matières pompées de l'air, ils forment la ſuſditte lymphe: c'eſt pourquoi il convient que nous admirions la ſimplicité des opérations de la nature qui, par deux Syſtèmes de Vaiſſeaux, l'un des Sangnins, l'autre des Lymphatiques, effectue autant d'opérations les plus néceſſaires à la machine animale.

SECONDE

---

mais que forcé par la preſſion, il s'y gliſſe, ou par les poroſités inorganiques, ou par une rupture, comme j'ai eu occaſion d'obſerver.

J'ai injecté avec la glue colorée avec le vermillon les Vaiſſeaux ſanguins des glandes, j'ai vu quel fin réſeau ils y forment, & comme ils ſont nombreux; l'injection a pénétré des Artères dans les Veines ſans qu'il en pénétrat quelque portion dans les Vaiſſeaux lymphatiques. Peut-être les Valvules l'empêcheront. Les ſuſdittes obſervations ne ſuffiſent pas pour exclure la ſuſditte communication.

SECONDE PARTIE
CHAPITRE PREMIER.

De la méthode qu'il faut suivre pour injecter ces Vaisseaux, &
des Cadavres qui sont le plus à propos.

POur injecter ces Vaisseaux il faut se pourvoir de plusieurs tubes de verre de différente grandeur avec deux branches, l'une perpendiculaire l'autre horizontale. La perpendiculaire doit être proportionnée à la subtilité de l'extrêmité de la branche horizontale qui doit être large & courte, & à l'extrêmité très subtile; & plus elle sera subtile, plus il faudra faire grande la branche perpendiculaire, afin que la gravité du mercure puisse plus aisément vaincre l'obstacle que produit l'étroit. Pour faciliter l'intelligence de ce tube, j'en ai ajouté le dessein.

Il faut se pourvoir aussi de quelques lancettes avec la pointe très subtile, de quelques aiguilles recourbées, & d'une quantité de mercure voulant les injecter avec le même, l'ayant trouvé plus propre que toute autre substance.

Voulant les injecter avec quelqu'autre substance, comme glue, cire, ou plâtre broyé dans l'eau, il faut se pourvoir de différens pistons proportionés à la capacité des branches perpendiculaires pour pousser la matière du tube dans les Vaisseaux lymphatiques; & échauffer les parties voulant les injecter avec la glue, & la cire compofée.

Pourvus des susdittes choses, il faut choisir le cadavre d'un homme mort de consomption, le faire porter dans un endroit exposé à la clarté dans un jour serein, ensuite voulant injecter les Vaisseaux lymphatiques superficiels des extrêmités tant supérieures qu'inférieures du tronc ou de la tête, on sépare légèrement avec le couteau la peau de la Pannicule adipeuse sur le dos du pied, ou de la main prés des doigts, &

des doigts mêmes ; & fur les autres, parties fi l'on veut injecter les Vaiſſeaux des mêmes,

Cela fait, on offre à la vue une quantité ſurprenante de ſubtils
Vaiſſeaux qui contiennent une humeur tranſparente, & qui viennent
des doigts avec des branches qui ſe réuniſſent en troncs capables d'être
injectés entre les mêmes doigts au commencement du Métacarpe & au
terme des mêmes, ou ſur le Métacarpe, & Métatarſe.

Tenant alors d'une main la partie, & de l'autre la lancette, ayant
le coude bien appuyé, on donnera le coup dans le milieu du Vaiſſeau,
tachant de ne le pas tranſpercer, car alors l'introduction du tube eſt
très difficile : cela fait on a l'œil ſur l'endroit où le coup a été donné,
& un aſſiſtant préſente le tube proportionné au Vaiſſeau avec un peu
de mercure, afin que l'air ne ſoit pas d'oſtacle au paſſage du mercure
dans les Vaiſſeaux lymphatiques ; on introduit dans l'ouverture l'extrêmité pointue de la branche horizontale du tube ; on appuye après l'angle du tube ſur la partie, on paſſe au deſſous une aiguille recourbée
avec un fil de ſoie, & on lie le Vaiſſeau à l'extrêmité de la branche
horizontale ; on fait enſuite remplir de mercure la branche perpendiculaire & on remplira les Vaiſſeaux juſqu'aux glandes. Quand on voit
que le mercure s'arrête dans le tube, il faut l'introduire dans un autre
& en faire de même juſqu'à tant qu'on n'y en voit plus. J'en ai injecté
juſqu'à 18 dans un pied, & 23 dans une main.

Quelquefois on peut ſe paſſer de ce lien, introduiſant le tube juſqu'à
ce qu'il bouche bien, autrement le mercure va en arrière, & en paſſant l'aiguille, ſouvent il arrive de rompre la pointe du tube,

Voulant injecter les Vaiſſeaux lymphatiques profonds du pied,
on ſouleve les tégumens au deſſous de la Malléole externe ; on
trouve la petite Saphéne, & avec la même, ou deſſus ou deſſous, ou
aux côtés, on verra un ou deux Vaiſſeaux, dans leſquels on peut introduire le tube comme je viens de dire. On pourra de même l'introduire dans ceux qui ſuivent la Tibiale poſtérieure, la Péroniere & la

Tibiale Antérieure, en les cherchant où le Tibia s'unit avec le Tarfe & où ces Vaiffeaux paffent à la plante du pied.

Les Vaiffeaux lymphatiques profonds des extrêmités fupérieures fe trouvent dans la paume de la main ; mais ils font très difficiles à injecter.

Les Vaiffeaux lymphatiques fuperficiels du Foie & du Poumon font faciles à voir & à injecter, s'offrant à la vue remplis d'une humeur tranfparente qui eft quelquefois jaune dans le Foie, & obfervant les ligamens à la clarté, comme ils font tranfparens, on les voit aifément ; prenant après la direction, on les fuit fur la furface, & fefant la piqure, on introduit aifément le tube.

On injecte auffi les profonds par les mêmes, mais ils font très difficiles à conduire à la terminaifon, à caufe des extravafations qui furviennent.

Les Vaiffeaux lymphatiques des autres Vifcères fe trouvent, en les cherchant, avec les Vaiffeaux fanguins ; car ils s'offrent à la vue par l'humeur tranfparente qu'ils contiennent.

S'ils font vides, on les fera remplir en injectant de l'eau chaude dans les Vaiffeaux fanguins, ou dans ceux excretoires, & ils s'offriront très nombreux à la vue, & plus aifément fi l'on donne quelque couleur à l'eau.

J'ai dit qu'il faut choifir les cadavres des hommes morts de confomption, parceque dans ces cadavres ordinairement les glandes lymphatiques étant engorgées, & la lymphe ne pouvant pas paffer, les Lymphatiques font dilatés, & remplis par la même ; conféquemment on les voit plus aifément pour l'inftruction des novices.

Dans ces cadavres ordinairement les injections ne franchiffent pas les glandes, & pour cela s'étant rendus habiles, il faut choifir les cadavres des perfonnes mortes de mort violente, ou de maladie briève, pour les conduire à la terminaifon. Par la pratique on fe rend habile à les injecter dans quelconque cadavre.

En fuivant cette méthode, j'ai injecté tout le Syflème des Vaiffeaux lymphatiques plufieurs fois, & j'ai eu occafion de faifir quelques
variétés qui s'obfervent dans ce Syflème, comme on obferve auffi
dans celui des Vaiffeaux fanguins, ceux d'un côté n'étant pas uni-
formes à ceux de l'autre.

C'eft ce que je voulois dire fur la méthode. Paffons donc à examiner, *Quelle eft la route que fuivent ceux de leurs troncs qui peuvent être ren-*
dus fenfibles.

CHAPITRE SECOND.

Brief détail du cours des Vaiffeaux lymphatiques dans les
différentes parties du corps humain.

JE commencerai ce détail par ceux des extrêmités inférieures, comme
ils concourent avec ceux des Vifcères de la cavité du bas-ventre à la
formation du Canal thorachique, qui eft le tronc principal de ces Vaiffeaux.

Les Vaiffeaux lymphatiques fuperficiels des extrêmités inférieures
prennent racine des doigts, fe réduifent en troncs qui fe divifent fur
le dos, & fur la plante du pied, & fe gliffent le long de la partie antérieure, poftérieure, interieure & externe de la jambe, recevant les
branches des parties par lefquelles ils coulent. Plufieurs de ces troncs
fe divifent, fe joignent & font dreffés par les autres parties vers la partie interne, & s'y réduifent en partie au deffous du genou. Au deffus
du genou les internes, les poftérieurs & les externes fe gliffent vers la
partie antérieure de la cuiffe, & coulant le long de la même, ils reçoivent toujours des branches, fe divifent en plufieurs troncs qui fe
joignant dans plufieurs endroits, vont aux glandes de l'aine.

Ceux de la partie fupérieure de la cuiffe, des feffes, de la partie inférieure des lombes, de la partie antérieure & latérale du bas-ven-

tre & ceux de la verge & des bourfes, vont auſſi aux mêmes glandes. Enfin ces glandes reçoivent tous les Vaiſſeaux ſuperficiels, &
demi-profonds qui ſont au deſſous de la peau, & entre & ſous la
Pannicule adipeuſe de toutes les parties qui ſont au deſſous du nombril,
& quelques branches ſe produiſent au deſſus du même, ſe mêlant
avec celles de ceux qui vont ſe rendre à l'aiſſelle qui ſe produiſent
de même au deſſous dunombril.

Les Vaiſſeaux ſuperficiels de ces parties ſont placés par différens
étages entre la peau & la gaine tendineuſe qui couvre les Muſcles ſuperficiels des mêmes parties.

Les profonds ſuivent le cours des Vaiſſeaux ſanguins, & ſont
quatre troncs principaux où ſe rendent les branches qui dérivent de
différentes parties, & qu'on peut nommer *Petit Saphen, Jambier poſté-
rieur, Jambier antérieur, & Péroné*, qui ſuivent le cours des Vaiſſeaux
ſanguins qui ont ce même nom.

Ces Vaiſſeaux étant arrivés au Jarret, ſe gliſſent dans les glandes
qui s'y trouvent; ceux qui proviennent de l'articulation concourent
auſſi aux mêmes, & en ſortant, ils ſe réduiſent en deux, trois ou
quatre troncs qui ſe diviſant, coulent avec les Vaiſſeaux ſanguins juſqu'à
la partie ſupérieure de la cuiſſe, où ils rencontrent des glandes ſituées
plus profondément que celles où vont aboutir les ſuperficiels; ils ſe
gliſſent dans les mêmes avec quelques branches, allant avec d'autres
aux ſuperficielles, & à celles ſituées dans l'environ des Vaiſſeaux ſanguins Iliaques, où ſortant de la cavité du bas-ventre, ils prennent le
nom de Crurals.

A ces glandes, qui ordinairement ſont trois très groſſes, ſe rendent auſſi ceux qui proviennent des glandes des ſuperficiels. Aux
ſuſdittes glandes ſe rendent de même ceux qui ſuivent les Vaiſſeaux
ſanguins Epi-gaſtriques, & Iliaques Circonflexes, & quelquesuns du
Péritoine, après avoir paſſé d'autres glandes.

En ſortant de ces glandes ils ſe diviſent en deux parties; une

coule entre les Vaiſſeaux ſanguins Iliaques , & le Muſcle Pſoas , &
l'autre ſe produit dans le Baſſin , forme différens plexus , & paſſe par
différentes glandes où ſe rendent ceux qui proviennent de l'échan-
crure Iſchiatique, qui réſultent des branches qui s'inſinuent entre les Muſcles qui forment les feſſes & la partie ſupérieure & poſtérieure de la
cuiſſe. Ceux de la Veſſie , des Proſtates & des Veſſicules ſéminales dans
l'Homme , & dans la Femme ceux du Vagin & du cou de la Matrice ,
ſe rendent auſſi aux mêmes glandes. Ces Vaiſſeaux avec quelques branches paſſent au deſſous & au deſſus des Vaiſſeaux Iliaques , & forment
avec l'autre partie , entre les ſuſdits Vaiſſeaux Iliaques & le Muſcle
Pſoas, un plexus très conſidérable. Ils ſe produiſent avec d'autres ſur
les parties latérales de l'os ſacre où ils rencontrent diverſes glandes ; &
quelquefuns vont après ſur le corps de la dernière Vertèbre des Lombes où ils forment un plexus avec ceux de l'autre côé: d'autres paſſent au deſſous & au deſſus des Vaiſſeaux Iliaques avant leur diviſion ,
& s'uniſſent avec ceux de l'autre partie.

Cette partie coulant entre les Vaiſſeaux Iliaques , & le Muſcle Pſoas,
paſſe pluſieurs glandes, & communique en pluſieurs endroits avec
l'autre partie formant différens plexus. Ces vaiſſeaux étant parvenus aux
Vertèbres des Lombes de plexus en plexus, de glande en glande, s'uniſſant avec ceux de l'autre côté, quelquefuns au deſſus, d'autres au deſſous, & d'autres aux côtés de la Veine Cave , & de l'Aorte, vont enfin avec d'autres Vaiſſeaux , former le Canal thorachique comme je le
dirai.

Les Vaiſſeaux lymphatiques ſortent de la ſubſtance des Teſticules
avec les Vaiſſeaux ſanguins, & ſont enveloppés avec les mêmes. Auſſitôt qu'ils ſont ſortis ils ſe réduiſent en deux, trois ou quatre troncs
très conſidérables, qui ſe voient très bien lorſque les Teſticules ſont en
Vigueur.

Pour les trouver, on emporte la gaine du cordon des Vaiſſeaux
Spermatiques, on étend les Vaiſſeaux ſanguins, & on les voit rem-

plis de leur lymphe entre les mêmes où eft un cordon de graiffe ; on peut les injecter comme je viens de le dire.

Ces Vaiffeaux fe divifent en plufieurs troncs qui fuivant le cordon, vont aux diverfes glandes placées au deffus, & aux côtés de la Veine Cave, & de l'Aorte dans les environs des Reins. De ces glandes ils vont à d'autres, & forment différens plexus. Quelquefuns du côté droit coulent à gauche, tandis que d'autres du gauche coulent au droit fe gliffant fur l'Aorte & la Cave. Ils s'uniffent dans les fufdittes glandes avec ceux des extérités inférieures & d'autres, & concourent avec les mêmes à la formation du Canal thorachique.

Dans la Femme ceux des parties externes de la génération vont aux aines, & on peut les voir en injectant comme j'ai dit.

Ceux de la Matrice fe réduifent en troncs très confidérables, & on peut les voir aifément aux côtés de la Matrice où les ligamens ronds & les tubes de Fallope prennent origine. On les verra auffi remplis de leur lymphe entre les ligamens larges, les prefentant à la clarté étant tranfparens, & on pourra les injecter étant très confidérables.

Ces Vaiffeaux fe réuniffent & forment un plexus qui par la partie inférieure & interne, environne l'Ovaire ; il provient de ce plexus deux ou trois troncs très gros qui fe divifent en plufieurs qui vont aboutir aux glandes des Lombes dans le voifinage des Reins. Ils tiennent prefque la même route que ceux des Tefticules. J'ai auffi vu ces Vaiffeaux dans la Matrice pleine, & j'ai reconnu qu'ils font très élargis.

Les Vaiffeaux lymphatiques fuperficiels des Reins font fi petits, qu'on ne peut pas les injecter, mais on les voit en injectant dans les Vaiffeaux fanguins de l'eau chaude colorée, ou de la glue colorée par le vermillon, car la même tranffude fans couleur par les porofités, & fe gliffe dans les Lymphatiques. De même les profonds qui font entre les Vaiffeaux fanguins, & l'Uretère fe préfentent mieux à la vue, & on peut les injecter, parceque les branches réunies forment des troncs capables d'être injectés. Ces troncs fe divifent, & vont avec plufieurs branches, aboutir à différentes glandes, où ils fe mêlent avec ceux des extrêmités inférieures & des Teflicules, & terminent avec iceux au Canal thorachique après avoir formé différens plexus. Ces Vaiffeaux font dreffés vers la partie inférieure, ils fe replient enfuite pour aller au Canal thorachique. Les mêmes s'uniffent auffi avec d'autres du Foie, de la Rate & des Inteftins, & avec deux troncs qui réfultent de l'union des branches qui environnent la partie antérieure, & latérale du Péritoine, qui paffent au deffus des Reins entre la Capfule qui les enveloppe. Ceux des Capfules atrabilaires fe rendent auffi aux mêmes glandes.

Les Vaiffeaux lymphatiques du Foie, font très nombreux, & on les voit aifément en injectant de l'eau chaude dans les Vaiffeaux fanguins, & dans les Pores biliaires: on les voit très bien, parceque la furface eft d'une couleur obfcure & très unie, étant placés au deffous, & dans la fubftance de la Membrane extérieure qui eft tranfparente.

On fait pénétrer les injections dans ce Vifcère par la preffion des troncs dans les branches, & de celles-ci dans les plus fubtiles ramifications; ainfi dans ce Vifcère on peut former une idée des plus fubtiles branches de ce Syftème des Vaiffeaux. .

En injectant le mercure, il fe gliffe dans ces Vaiffeaux, & on les voit feuls jufqu'à tant que la réfiftance que le mercure trouve dans les glandes, l'oblige à forcer en arrière: alors il eft beau de le voir glifler rapidement dans plufieurs branches les plus fubtiles, & aidant fa force par la preffion effectuée en arrière avec le manche très uni d'un couteau, on voit que le Foie fe couvre d'un réfeau très fin de Vaiffeaux les plus fubtils, & le regardant de loin on le croircit couvert d'une lame d'argent. On voit que pour former le fufdit réfeau, tous les troncs principaux avec leurs branches les plus fines y concourent; ils font par là tous unis enfemble, & en injectant un, on les peut par la preffion injecter prefque tous, tant les fuperficiels de leur partie concave & convexe, que les profonds, pourvu qu'il n'y ait pas des extravafa-

tions,

tions, car alors le mercure sort de l'endroit où est l'ouverture.

Je partagerai les Vaisseaux lymphatiques du Foie en trois parties: dans ceux qui occupent la surface convexe, dans ceux qui occupent la concave, & enfin dans ceux qui sont situés profondement.

On peut diviser ceux qui occupent la surface convexe en ceux du Lobe droit, & ceux du Lobe gauche.

On peut aussi diviser les troncs principaux du Lobe droit en cinq parties selon les lieux où ils vont.

La première qui est plus considérable se rend au ligament suspensoire, où elle s'unit avec une partie de ceux du Lobe gauche, ensuite ils se réduisent en un ou deux troncs très gros qui, étant placés entre les lames de ce ligament, passent de la cavité du Bas-Ventre dans celle du Thorax au dessous du Cartilage Xyphoïde, & vont aboutir à une ou deux glandes qui sont entre les lames du Médiastin dans la partie inférieure & antérieure, où il y a une quantité de graisse qui remplit l'espace que ses lamines laissent dans cet endroit.

De ces glandes il en sort deux ou trois troncs qui s'en vont aux autres glandes placées entre les Cartilages des côtes, où les mêmes s'unissent à l'os de la Poitrine. Ils s'unissent dans ces glandes avec ceux qui proviennent du Diaphragme, des Muscles du Bas-Ventre qui suivent les Mammaires internes, & des tégumens de la partie antérieure du Thorax, & de la partie antérieure & supérieure du Bas-Ventre. Ces Vaisseaux coulant de glande en glande, & formant des plexus, passent au dessus de la Sou-claviere gauche, & vont aboutir dans le Canal Thorachique où le même se joint à l'angle de la Jugulaire & de la Sou-claviere, après que ceux qui proviennent du Cœur, du Thymus & du Péricarde, se sont joints aux mêmes.

La seconde partie est dirigée vers le ligament droit, & s'y réduit avec deux ou trois troncs qui, passant entre les lames du même ligament, se divisent en deux parties, une supérieure l'autre inférieure. La supérieure ayant percé le Diaphragme, passe entre la Plèvre & le même

du côté droit au gauche, fe divifant & fe réuniffant; elle fe gliffe
après entre la jambe droite du Diaphragme, & la Veine Cave dans la
cavité du Bas-Ventre, où elle rencontre une ou deux glandes. De ces
glandes elle fe produit avec quelques branches à d'autres où fe rendent
auffi quelquefuns des profonds de ce Vifcère, de celles-ci à d'autres,
& enfin au Canal Thorachique.

L'inférieure communique avec la fupérieure, perce auffi le Diaphragme, & va le long du bord inférieur de la dernière côte. Au commencement de cette côte elle fe divife, & trouve deux glandes. Les
branches qui partent de ces glandes fe réuniffent dans un tronc qui en
trouve une autre entre la même côte & la dernière Vertèbre du dos.
De cette glande il en part diverfes branches qui, paffant par diverfes glandes, vont fe réunir dans un ou deux troncs pour aller au Canal Thorachique, fe gliffant dans le même au deffus de la onzième Vertèbre
du dos,

La troifième eft formée de différens Vaiffeaux placés entre le ligament droit & le fufpenfoire. Quelquefuns de ces Vaiffeaux s'uniffent à
la fufditte partie fupérieure. D'autres réunis, percent le Diaphragme,
& vont à des glandes placées dans les environs de la Veine Cave où
elle fe gliffe dans le Diaphragme, & à d'autres placées autour de l'Oefophage. De ces glandes ils paffent à d'autres, & vont enfin au Canal
Thorachique dans fon cours par la cavité du Thorax.

Les derniers fe gliffent entre la queue droite du Diaphragme & la
Veine Cave, & vont aux fufdittes glandes; de celles-ci à d'autres, &
enfin au Canal Thorachique.

La quatrième confifte en trois ou quatre troncs qui s'infinuent
dans la fciffure du Foie où eft attaché le ligament fufpenfoire, & où fe
gliffe la Veine Ombilicale. Ces Vaiffeaux vont par la même, après avoir
communiqué avec les profonds, paffant par la Capfule de Gliffon, à deux
glandes placées dans la partie interne du Pilore où le Duodene prend
commencement. Plufieurs troncs des profonds fe rendent auffi à

ces glandes ; ainsi j'en parlerai lorsque je traiterai des profonds.

La cinquième est formée de quelques branches qui proviennent des bords inférieurs de ce Lobe, & des parties voisines aux bords. Elles se réunissent dans un ou deux troncs au dessous de la Vésicule du Fiel. Les mêmes de la partie convexe surpassent les bords, & se glissent dans la partie concave, se mêlant avec ceux de cette partie; ainsi j'en parlerai quand il s'agira de ceux de la partie concave.

Ceux du Lobe gauche peuvent se diviser en deux parties La première comprend ceux qui vont au ligament suspensoire, & qui s'unissent ceux de la première partie du Lobe droit dont j'ai parlé.

La seconde comprend ceux qui se rendent au ligament gauche. Ils se divisent en deux parties. Une occupe la partie supérieure, l'autre l'inférieure. Cette partie se produit avec quatre ou cinq branches à quelques glandes qui sont au dessous du fond du Ventricule près de la partie concave & supérieure de la Rate. De ces glandes ils passent à quelques autres qui sont au dessous de la partie gauche du Pancréas, où ils s'unissent avec ceux de la Rate, & vont avec les mêmes au Canal Thorachique.

La partie supérieure qui est placée au dedans, se repliant avec quelques branches, passe au dessous, & avec d'autres au dessus de l'Oesophage, & se glissent dans quelques glandes qui sont dans la partie interne, & au dessous de la partie du Ventricule qui est près de la petite courbure du même. De ces glandes ils passent à d'autres qui se trouvent entre la petite courbure du Ventricule, & le Lobe de Spigelius. Quelquesuns des profonds du Foie se rendent aussi aux mêmes, & vont avec ceux-ci au Canal Thorachique après avoir passé d'autres glandes placées au dessous du Pancréas.

Quelquesuns de cette partie percent le Diaphragme & vont aux glandes placées autour de la Veine Cave d'où ils passent à d'autres, & enfin au Canal Thorachique dans son cours par la cavité du Thorax.

Ceux de la partie concave peuvent se diviser en deux classes; en ceux qui occupent la partie concave du Lobe gauche, & en ceux qui occupent la partie concave du Lobe droit.

On peut divifer ceux du Lobe droit en trois parties. La première comprend ceux qui fe trouvent à la droite de la Veſſicule du Fiel: les Vaiſſeaux de cette partie qui font plus près de la fufditte Veſſicule s'uniſſent avec les profonds qui fortent du Foie par la Capfule de Gliſſon.

Ceux qui font plus à droite paſſent au deſſus de la Veine Cave, & s'en vont aux deux glandes où vont ceux de la partie antérieure & latérale du Péritoine, & quelquefuns du Rein droit comme je viens de le dire.

La feconde comprend ceux qui proviennent de la partie convexe comme j'ai dit, & ceux qui proviennent de la concave dans le voifinage du fond de la Veſſicule du Fiel. Ces Vaiſſeaux paſſent au deſſus de la même & y forment comme un réfeau, fe réuniſſent enfuite en deux parties, une fupérieure, l'autre inférieure. La fupérieure va à une glande qui eſt dans la partie fupérieure du cou de la Veſſicule du Fiel, & de cette glande elle va aux autres très confidérables placées au deſſous du Duodenum où vont auſſi pluſieurs Vaiſſeaux des profonds. L'inférieure fe produit à une glande très groſſe où vont auſſi pluſieurs des profonds, & de celle-ci aux fufdittes.

La troifième comprend ceux qui font placés au deſſous de la Veſſicule du Fiel, & confiſtent en trois ou quatre troncs qui s'uniſſent aux profonds de la Capfule de Gliſſon.

Ceux de la partie concave du Lobe gauche s'uniſſent; ceux du côté droit aux profonds de la Capfule de Gliſſon, ceux du côté gauche aux profonds, qui fortent d'entre ce Lobe, & celui de Spigelius; & ceux du Lobe de Spigelius fe rendent auſſi aux mêmes.

Dans toute la furface du Foie, on voit un nombre de Vaiſſeaux qui fe gliſſent dans la fubſtance du même. Ceux-ci font quelques branches des profonds qui fe partagent dans la furface. On les voit plus nombreux dans la concave, & particuliérement dans quelques cadavres; alors on n'y en voit que quelquefuns de ceux qui coulent fuperficiellement.

Les profonds du Foie ne font pas moins nombreux des fuperficiels; ils fuivent le cours des Vaiſſeaux ſanguins , & des Pores Biliaires. Quelquefuns ſe produiſent à la furface, s'y diviſent & communiquent avec les fuperficiels comme j'ai dit. Ces Vaiſſeaux ſortent du Foie en trouſ-feaux qui environnent la Veine Porte, l'Artère Epatique & les Pores Biliaires. Ils ſortent auſſi ən trouſſeaux même d'entre la Seiſſure qui eſt entre la partie concave du Lobe gauche & le Lobe de Spigelius. Quelquefuns de ceux qui ſont plus à gauche, & qui ſortent de cette fciſſure ſuivent le petit Epi-Ploon, vont avec d'autres qui ſont placés plus profondement aux glandes qui ſe trouvent entre la Courbure mineure du Ventricule & le ſufdit Lobe de Spigelius, où vont auſſi ceux du Ventricule, qui ſe rendent à la petite Courbure, & quelquefuns de la partie convexe du Lobe gauche comme j'ai dit. Quelquefuns de ces Vaiſſeaux rencontrent une petite glande auſſitôt qu'ils ſont ſortis de cette fciſſure. Ils vont enſuite aux ſufdittes glandes; & paſſant de l'une à l'autie, ils ſe produiſent de gauche à droite où étant parvenus, quelquefuns s'en vont à une glande très conſidérable qui eſt au côié droit du Lobe de Spigelius, à laquelle vont auſſi ceux qui ſortent de la partie drcite de la ſufditte fciſſure, & quelquefuns de ceux qui ſe trouvent enveloppés dans la Capſule de Gliſſon, tandis que d'autres paſſant an deſſous de la partie gauche du Pancréas, vont aux autres glandes qui y ſont. D'autres du Foie, & quelquefuns de la Rate & des Inteſtins, ſe rendent auſſi aux mêmes, ſe produiſent avec ceux-ci vis-à-vis du Rein droit, & concourent avec ceux des Reins. des Teſticules & des extrêmités inférieures, à la formation du Canal Thorachique, apès avoir forné différens plexus, & paſſé par diverſes glandes, quelquefunes placeés entre l'Aorte & la Cave, quelquefautres au deſſus, & aux côés, & d'autres au deſſous de ces Vaiſſeaux.

De ceux qui ſortent avec la Veine Porte, l'Artère & le Canal Hépatique, ceux qui ſont à gauche vont à la ſufditte glande comme j'ai dit. Les autres qui ſont très nombreux avec les fuperliciels qui s'y mêlent comme j'ai dit, se glissent dans une glande très considérable placée au dessus de la petite portion du Pancréas, où se rendent aussi quelquesuns des Intestins ; ensuite ils passent deux autres glandes, s'entremêlent avec les susdits, & concourent avec les mêmes à la formation du Canal Thorachique. Ceux de la grande Courbure du Ventricule se terminent aux mêmes glandes placées dans les environs du Pancréas, après avoir passé plusieurs glandes qui sont le long de la ditte Courbure.

Les Vaisseaux lymphatiques de la Rate se voient en injectant de l'aue chaude dans les Vaisseaux sanguins; Ils suivent le cours de ces Vaisseaux, & on peut les injecter lorsqu'ils sortent avec les mêmes. Ils s'en vont après à six ou huit glandes qui sont dans la partie concave de la Rate entre les Vaisseaux sanguins, auxquelles se rendent aussi quelquesuns du Ventricule.

Suivant après les mêmes Vaisseaux sanguins, ils se réunissent, & vont aux autres glandes placées le long des mêmes; ils se glissent ensuite au dessous du Pancréas, s'unissent avec ceux des Intestins & du Foie, & concourent avec ceux-ci à la formation du Canal Thorachique, après avoir formé les susdits plexus & passé les susdittes glandes.

Ceux du Pancréas s'unissent à ceux de la Rate, du Foie & des Intestins.

Les Vaisseaux lymphatiques des Intestins, qu'on nomme communément Veines lactées, parcequ'après la digestion ils pompent le chyle qui est dans les Intestins, ne différent pas des Lymphatiques des autres parties, car ils en ont toutes les propriétés; & lorsque les Intestins ne contiennent pas le chyle, ils pompent la lymphe, comme j'ai vu plusieurs fois dans les Animaux.

On voit ces Vaisseaux remplis de chyle dans les cadavres d'hommes, morts de mort violente pendant la digestion, & dans d'autres cadavres, particuliérement d'enfans.

On les voit aussi quelquefois dans l'Hydropisie de la cavité du Bas-Ventre, remplis de la même matière qui est dans la cavité.

Ces Vaiſſeaux ſont très nombreux, ils environnent leur ſurface avec un réſeau très fin, & un autre réſeau eſt placé plus profond. Les troncs principaux qui proviennent de ce réſeau ſe peuvent injecter au deſſus des Inteſtins. De ces troncs on peut en injecter auſſi quelquefuns des plus petits partages, mais difficilement, parcequ'on ne peut pas exercer la preſſion comme dans le Foie.

Les troncs principaux de ces Vaiſſeaux ſe rendent au Méſentère, & entre les lames du même. Quelquefuns de la partie antérieure, & d'autres de la poſtérieure, y étant parvenus, ſe communiquent quelquefois.

Ils ſe diviſent en deux, trois, quatre, cinq ou ſix branches qui vont à une ou à diverſes glandes, de celles-ci aux autres, & paſſent enfin de glande en glande; ceux des Inteſtins Grêles, & ceux de la partie droite du Colon ſe réduiſent en quatre ou cinq troncs très gros qui, paſſant avec la Veine Porte le long de la face poſtérieure du Pancréas, ſe diviſent & rencontrent d'autres glandes, ſe mêlent avec ceux du Foie & de la Rate, ſe replient en arrière, & paſſent en partie au deſſus de la Veine renale gauche, & en partie au deſſous de la même, & entre la Veine Cave & l'Aorte, où ils ſe mêlent avec ceux des Reins, des Teſticules & des extrêmités inférieures, & concourent à la formation du Canal Thorachique comme j'ai dit.

Ces Vaiſſeaux environnent les Sanguins; ceux de la partie poſtérieure, & ceux de l'antérieure ne ſe mêlent qu'avec quelques branches. Parvenus dans l'environ de la Veine Cave, de l'Aorte & de la Veine Renale, ils forment différens plexus comme j'ai dit, & s'uniſſent dans les mêmes;

Les Vaiſſeaux Lymphatiques du Colon Tranſverſe environnent cet Inteſtin, ſe réduiſent en troncs qui rencontrent les glandes placées entre les lames du Méſocolon auſſitôt qu'ils ont quitté cet inteſtin, puis ils en rencontrent d'autres, & de glande en glande ils paſſent au deſſous du Pancréas ſe mêlent avec les ſufdits, paſſent la Veine Renale gauche & concourent à la formation du Canal Thorachique.

Ceux de la portion de l'Inteſtin Colon qui eſt placée à gauche & ceux du Rectum, après avoir quitté ces Inteſtins, ſe gliſſent dans les glandes qui y ſont voiſines. Après avoir paſſé les glandes qui ſont entre les lames du Méſo-Colon & du Méſo-Rectum, ils s'en vont aux autres qui ſont au deſſus, au côté externe de l'Aorte, & entre l'Aorte & la Cave près des Reins, & à celles qui ſont placées à l'endroit où prend origine la Méſentèrique inférieure. Enſuite ils ſe mêlent avec les ſuſdits, & concourent auſſi à la formation du Canal Thorachique.

Les Vaiſſeaux lymphatiques placés au deſſous du Nombril, ſuperficiels & profonds, réunis à ceux des Viſcères de la cavité du Bas-Ventre, à la reſerve de quelqueſuns du Foie, concourent donc à la formation du Canal Thorachique. Pour aller au même, ils ne prennent pas la voie la plus courte, mais ils tiennent une voie tortueuſe. Ceux de la partie ſupérieure ſe produiſent vers la partie inférieure, quelqueſuns de ceux de la partie inférieure ſe produiſent au deſſus. Ceux du côté droit ſe produiſent à gauche, tandis que d'autres du côté gauche ſe produiſent à droite. Tous ces Vaiſſeaux réunis ſe gliſſent au deſſous de l'Aorte, & forment ainſi le Canal Thorachique.

Le Canal Thorachique eſt au commencement placé au deſſous de l'Aorte, il ſe gliſſe après entre les queues du Diaphragme; & de la cavité du Bas-Ventre, il paſſe dans la cavité du Thorax étant placé au côté droit & en partie au deſſous de la même Aorte, & au côté gauche de l'Azigos. Il ſe produit après entre l'Azigos & l'Aorte juſqu'à la cinquième Vertèbre du Dos.

Pluſieurs fois les plexus des ſuſdits Vaiſſeaux ſe produiſent dans la cavité même du Thorax au deſſous de l'Aorte, tandis que le Canal eſt à la droite, & ſe terminent dans le même après qu'ils ſe ſont réduits en troncs conſidérables Quelquefois des troncs très conſidérables à gauche & à droite, pénétrent dans la cavité du Thorax entre le félures qui ſont dans les mêmes queues, & ſe rendent enfin au Canal Thorachique.

Le Canal

Le Canal Thorachique étant parvenu au deſſus de la quatrième, de la cinquième ou de la ſixième Vertèbre du Dos du côtè droit de l'Aorte, paſſe au deſſous de la même, & ſe gliſſant au côté gauche & le long de la même, il ſe produit juſqu'à la première Vertèbre où, ſe gliſſant au deſſous de la Sou-claviere du même côté, il paſſe à la dernière Vertèbre du Cou étant placé entre, & en partie au deſſous de la Carotide, & de la Jugulaire interne. Parvenu après au deſſus de la ſixième Vertèbre, il ſe replie de droite à gauche, paſſe au deſſous de la Jugulaire interne, ſe dirige vers la partie inférieure, & ſe termine dans l'angle qui ſe trouve entre la Jugulaire & la Sou-claviere, quelquefois avec un ſeul tronc, & d'autres fois avec pluſieurs.

Dans ſa route par la cavité du Thorax, il reçoit divers troncs, & en premier lieu du côté droit, quelquefuns de ceux qui proviennent du ligament droit du Foie qui s'uniſſent avec ceux qui ſuivent la dernière & onzième côte comme j'ai dit. Il en reçoit enſuite quelques autres de ceux qui du Foie, ſe rendent aux glandes placées dans les environs de la Cave & de l'Oeſophage comme je l'ai dit.

Ceux qui ſont placés entre les côtes, ſuivent les Vaiſſeaux ſanguins & les Nerfs, & on peut les voir en les démêlant des mêmes. Ils rencontrent diverſes glandes qui ſont placées au deſſous de la Plèvre, & entre la graiſſe qui environne les Vaiſſeaux ſanguins, les Nerfs & les Vaiſſeaux lymphatiques qui coulent le long de la gouttière qui eſt dans la partie inférieure des côtes, & au deſſus des Muſcles inter-Côtaux internes. De ces glandes ils ſe rendent à d'autres qui ſe trouvent aux côtés des corps des Vertèbres, & coulant le long de la partie latérale, pluſieurs ſe réuniſſent enſemble, & ſe rendent avec un tronc commun au Canal Thorachique. Pour monter au deſſus des corps des Vertèbres ils tiennent un cours tortueux, & parvenus aux mêmes ils ſe replient vers la partie inférieure & après vers la ſupérieure ſe terminant au ſuſdit Canal.

Les branches de ces Vaiſſeaux avec ceux des Sanguins ſe produiſent

auffi entre les Mufcles placés dans la partie antérieure, poftérieure &
latérale du Thorax & la fupérieure du Bas Ventre, & avec leurs dernière s
branches ils fe produifent auffi aux Tégumens. Ceux qui dérivent du
canal des Vertèbres fe rendent auffi aux fufdittes glandes placées aux
côtés des Vertèbres.

Les Vaiffeaux lymphatiques des Poumons font très nombreux. Quelquefuns coulent fuperficiellement entre la Membrane du Poumon & la
fubftance du même; d'autres font profonds & fuivent le cours des Vaiffeaux fanguins.

On les voit très bien lorfque la cavité du Thorax contient une
matière épanchée.

On les voit auffi bien, en injectant de l'eau chaude dans les Vaiffeaux fanguins ou dans les Bronches. Les fuperficiels communiquent avec
les profonds, & plufieurs fe terminent aux mêmes.

En les injectant il eft beau de les voir remplir & former un réfeau
de Vaiffeaux très confidérables, qui forment des mailles larges, ordinairement pentagones. Ces mailles font remplies d'autres très fines de la
même forme.

Quelquefuns des troncs principaux qui proviennent de ce réfeau fe
gliffent dans la fubftance des Poumons, s'uniffent avec qnelquefuns des
profonds, fe divifent en divers troncs qui fuivent les Vaiffeaux fanguins, & vont aux premières glandes qui font à la divifion des branches les plus confidérables des Vaiffeaux fanguins, & des Bronches.

D'autres fe produifent aux glandes qui font où les Vaiffeaux fanguins & les Bronches fe gliffent dans les Poumons, s'en allant aux mêmes de la partie antérieure, & poftérieure. D'autres fe gliffent enfin entre un Lobe & l'autre, & vont aux glandes qui y font, & après aux
fufdittes. Tous les profonds fe rendent auffi aux mêmes glandes De ces
glandes ils paffent aux autres, formant des plexus, & fe gliffent au
deffus & aux côtés de la Trachée Artére, de l'Aorte, de l'Oefophage & de l'Azygos, où ils rencontrent d'autres glandes, & après

les avoir paſſées, ils vont avec divers troncs en divers endroits au Canal Thorachique dans ſon cours par la Cavité du Thorax.

Quelqueſuns de ceux qui ſuivent la Trachée Artère & l'Oeſophage,
tant du Poumon droit que du gauche, vont aboutir au Canal Thorachique où le même ſe gliſſe au deſſous de la Jugulaire interne. D'autres
paſſent aux glandes placées dans la partie inférieure du Cou, & vont enfin au Canal où le même ſe gliſſe dans l'angle de la Jugulaire, & de la
Sou-claviere. D'autres de ceux qui ſuivent la Trachée Artère à droite,
qui dérivent du Poumon droit, ſe gliſſent entre la Carotide, & la Jugulaire interne droite, paſſent au deſſous de la Jugulaire, & vont
à d'autres glandes placées dans la partie inférieure droite du Cou,
s'uniſſent avec ceux de la Tête & du Cou, & avec les mêmes ſe
terminent dans l'Angle de la Jugulaire, & de la Sou-claviere de ce
même côé.

Les Vaiſſeaux lymphatiques du Cœur ſuivent le cours des Sanguins. On les voit bien dans le Cœur de ceux qui ne ſont pas gras;
on les injeĉte facilement vers la pointe, & on remplit auſſi par la
preſſion les petits partages qui ſe réduiſent très fins, & alors le mercure ſort en petits globules de la ſurface du Cœur.

Il eſt très difficile de les conduire au terme, car paſſant du
Cœur aux Artères, il arrive des extravaſations Quand l'injeĉtion s'en
va au terme, on voit que celui qui ſuit les Vaiſſeaux ſanguins dans la
partie antérieure à gauche, reçoit quelques Vaiſſeaux qui viennent de la
partie poſtérieure, enſuite il ſe gliſſe entre le gras qui ſe trouve au deſſus de la partie ſupérieure du Ventricule gauche, & s'en va au deſſus
de l'Artère Poumonnaire, & de celle-ci au deſſus de la partie gauche
de l'Aorte, où ſe rendent ceux qui proviennent de la partie droite, après
en avoir reçu quelqueſuns de la partie poſtérieure, & d'autres qui viennent de la partie antérieure, & mitoyenne du Cœur. Ce Vaiſſeau ayant
paſſé l'endroit où le Péricarde ſe replie au deſſus de l'Aorte, ſe diviſe
en trois ou quatre branches qui rencontrent une cu pluſieurs glandes

placées au deffus de l'Aorte, d'où elles fortent avec d'autres branches
qui en rencontrent d'autres, fe mêlent avec ceux du Péricarde & du
Thymus, & vont enfin avec les mêmes & ceux qui fuivent la Mammaire interne au Canal Thorachique comme j'ai dit.

Les Vaiffeaux lymphatiques du Diaphragme font très confidérables
& fe voient; un dans la partie qui regarde la cavité droite du Thorax,
l'autre dans celle qui regarde la gauche. Ils coulent entre la Plèvre
& le Diaphragme; celui qui occupe la gauche eft formé d'une multitude de branches qui fe réuniffent dans un tronc qui fe divife & fe réu-
nit derechef, & s'en va à une glande placée à la partie fupérieure dans
le voifinage du Cartilage Xyphoïde. Dans le voifinage de cette glande
il y en a deux autres où fe rendent ceux qui proviennent d'entre les
Mufcles du Bas-Ventre, & qui fuivent le cours de la Mammaire interne avec quelquefuns des fuperficiels de la partie antérieure & inférieure de la Poitrine, & de la partie fupérieure & antérieure du Bas-Ventre. De la fufditte glande ils fe rendent à une autre placée entre la fi-
xième & la feptième côte où ces côtes fe terminent à l'os de la Poitrine. A cette glande fe rendent auffi quelques branches de ceux qui
proviennent des fufdittes glandes, tandis que d'autres outrepaffent, &
s'en vont aux autres glandes qui font le long du cours de la Mammaire interne. Les fufdits, & ceux du ligament fufpenfoire concourent
aux mêmes après avoir pafsé deux autres glandes, & tous enfemble
vont comme j'ai dit, au Canal Thorachique.

Ceux du côté droit fuivent le même cours, & vont à l'Angle
de la Jugulaire interne, & de la Sou-clavière de ce même côté, après
qu'ils fe font unis à ceux du Cou & de la Tête.

Après avoir fuivi les Vaiffeaux Lymphatiques qui fe rendent au
Canal Thorachique dans fon cours par la cavité du Bas-Ventre & du
Thorax: il me refte à fuivre le cours de ceux qui du côté gauche fe
rendent ou au même Canal dans fon cours par le Cou, ou à la Sou-
clavière & la Jugulaire, & de ceux qui du côté droit vont à la
Sou-claviere & à la Jugulaire du même côté.

Les fuperficiels qui font entre les Tégumens de la partie antérieure & latérale du Bas-Ventre au deffus du Nombril, ceux qui font entre les Tégumens de la partie antérieure, poftérieure & latérale du Thorax, & ceux de la partie poftérieure du Cou font très nombreux.

Pour mieux les voir, il faut choifir les cadavres de ceux qui ont les glandes de l'Aiffelle engorgées. On fouleve les Tégumens de ces parties, & on voit les troncs principaux remplis de leur humeur entre la Pannicule adipeufe, & une efpèce de cellulaire amaffée, qui couvre les Mufcl. s fuperficiels de ces parties.

J'en ai injecté dans la partie poftérieure du Tronc & du Cou, jufqu'à 28, & fix alloient fe rendre à l'Aine, tandis que les autres fe rendoient à l'Aiffelle. Quelques branches fe rempliffent auffi par la preffion effectuée en arrière, & on voit que ceux du côté gauche outrepaffent l'Epine, & fe produifent à droite, tandis que ceux du côté droit fe produifent à gauche. Ceux de la partie inférieure du Dos fe produifent aux Lombes, & ceux de la partie fupérieure des Lombes fe produifent au Dos.

J'en ai injecté 15 dans la partie antérieure & latérale du Thorax, & dans la partie fupérieure, antérieure & latérale du Bas-Ventre. Ceux qui dérivoient du Bas-Ventre outrepaffoient le Nombril, & fe mêloient avec ceux qui outrepaffent auffi le Nombril, & qui vont aux glandes de l'Aine comme j'ai dit. Ceux de la partie antérieure du Thorax outrepaffoient le Sternum, & ceux d'un côté fe mêloient avec ceux de l'autre. Les fupérieurs fe produifoient dans la partie antérieure du Cou. J'en ai injecté un qui fe gliffoit au deffous du grand Pectoral, & après au deffous du Petit, & qui alloit fe rendre aux glandes plus internes de l'Aiffelle.

J'en ai auffi injecté deux qui fe joignoient à ceux des côtes comme j'ai dit. Enfin j'en ai injecté trois qui, après avoir pafsé trois glandes, fe gliffoient dans la cavité du Thorax, & alloient fe joindre à ceux qui fuivent la Mammaire interne.

Ces Vaiſſeaux après avoir communiqué enſemble par un réſeau, ſa‑
voir, ceux du côté droit avec ceux du côté gauche, ceux du Bas‑Ven‑
tre & ceux de la partie inférieure du Dos, avec ceux qui vont ſe ren‑
dre à l'Aine, ſe dirigent avec un cours tortueux vers l'Aiſelle, & ter‑
minent aux glandes qui s'y trouvent, où ils en rencontrent pluſieurs
de ceux qui proviennent des extrêmités ſupérieures. Quelquefois ils
paſſent d'autres glandes avant de ſe rendre à celles de l'Aiſſelle.

Les Vaiſſeaux des extrêmités ſupérieures peuvent ſe diviſer en ſu‑
perficiels & profonds.

Les ſuperficiels ſont très nombreux, on les voit très bien au deſ‑
ſus des doigts, & entre un doigt & l'auire, où ils s'uniſſent avec le
Métacarpe. Dans cet endroit les petits partages de la partie d'un doigt
qui régarde l'autre, réduits en une branche, s'uniſſent avec l'autre b.anche
che de l'autre doigt, & forment un tronc qui ſe peut aſément injecter.

Ces Vaiſſeaux dans leur cours par le Métacarpe reçoivent des bran‑
ches qui proviennent de la paume de la main. Ils ſe réuniſſent, ſe di‑
viſent de rechef, & paſſent au Carpe, & à la partie poſérieure de
l'Avant‑Bras, où étant parvenus, ils reçoivent les branches de ces par‑
ties, & ſe diviſant, quelquefuns ſe dirigent du côté externe, & d'autres
du côté interne à la partie antérieure, & ceux qui occupent la partie
du milieu de la poſtérieure vont s'y réduire dans le voiſinage de l'Ar‑
ticulation de l'Avant‑Bras avec le Bras, & quelquefuns au deſſus de la
ſuſditte articulation.

Ceux de la paume de la main ſuivent la partie antérieure de l'A‑
vant‑Bras, s'entremêlent & s'uniſſent avec les ſuſdits, & avec les mê‑
mes ſe réduiſent en troncs plus gros, dont quelquefuns trouvent deux
glandes au deſſus de l'articulation de l'Avant‑Bras avec le Bras, tandis
que les autres vont aux glandes de l'Aiſſelle où ſe rendent auſſi les ſuſ‑
dits, après avoir paſſé les ſudittes glandes. Quelquefuns de la partie
externe ſe réduiſent en un tronc qui, ſuivant le cours de la Veine Ce‑
phalique, ſe diviſe en deux, trois ou quatre troncs qui ſe rendent à une

glande placée dans le voisinage de la Clavicule où il y a un espace rempli de graisse entre le commencement de la Clavicule, du Muscle Pectoral, & celui du Deltoïde. De cette glande, quelques troncs passent au
dessus de la Clavicule, & s'en vont à d'autres glandes placées à la partie inférieure & latérale du Cou, où vont aussi quelquesuns de la Tête
& du Cou comme je le dirai. D'autres se produisent à une autre glande placée au dessous du Muscle Sou-clavier, se mêlent après, & s'unissent avec ceux qui proviennent des susdittes glandes de l'Aisselle, &
terminent avec les mêmes après avoir formé différens plexus, & passé
différentes glandes ou dans le Canal où le même aboutit comme je l'ai
dit, ou avec deux troncs dans la Sou-claviere après la séparation de la
Jugulaire, ou dans la Jugulaire externe.

Les profonds suivent le cours des Vaisseaux sanguins: J'en ai injecté dans la paume de la main, & un sur le dos de la même entre le
pouce & l'index, qui passe de la partie postérieure dans l'antérieure
au dessus de l'articulation du Carpe & de l'Avant-Bras, & coule le long
des Vaisseaux sanguins & du Nerf, qui suivent le Radius. Il se divise en
deux troncs dont le plus externe rencontre une glande vers le milieu
de l'Avant-Bras où quelquesuns de ceux qui proviennent de la paume
de la main se rendent aussi. L'autre se divise, & se produit avec ses
branches à l'articulation du Bras avec l'Avant-Bras, où il rencontre une
glande placée au côté externe des Vaisseaux sanguins, tandis que ceux
qui proviennent de la susditte glande se rendent à une autre qui est
placée au dessus des mêmes Vaisseaux sanguins.

Celui qui suit le Cubitus se divise & se glisse avec ses branches,
dans une glande placée au côté interne des Vaisseaux sanguins à deux
tiers du coude; il sort un tronc de cette glande qui se divise &
qui rencontre une autre glande qui est placée au dessous de l'articulation de l'Avant-Bras avec le Bras. De celle-ci il en sort deux troncs
dont le plus externe rencontre la glande susditte placée au dessus des
Vaisseaux sanguins, & l'autre passe au dessus de la partie tendineuse

du Mufcle Brachial interne, où le même termine , & coulant le long de la partie interne des Vaiffeaux fanguins, il s'unit avec un autre qui provient de la fufditte glande plus interne par rapport à l'autre plus externe. Il fort un trone de la même, qui fuit les Vaiffeaux fanguins de la partie externe.

Ces Vaiffeaux qui fuivent les Sanguins, un par la partie externe, l'autre par l'interne rencontrent un chacun deux glandes. L'externe fe gliffe enfuite au deffous des Vaiffeaux fanguins, & s'unit de l'autre côté avec l'autre Vaiffeau au deffus de la moitié du Bras. Il fe produit après jufqu'au cou de l'Humerus, fe divife en deux troncs qui, fe fubdivifant, vont aux glandes profondes de l'Aiffelle d'où ils vont à d'autres glandes, s'uniffent avec les fuperficiels & avec d'autres qui proviennent d'entre les Mufcles voifins & les Mamelles; enfin de plexus en plexus, & de glande en glande, réunis avec les fufdits, ils fe réduifent dans un ou deux troncs qui , ou fe terminent dans la Sou-clavière, ou paffant au deffous de la même, vont à une autre glande placée dans la partie inférieure gauche du Cou, où fe rendent auffi qnelquefuns de la Tête & du Cou, & s'étant réunis dans un tronc très confidérable, ils fe rendent au Canal où le même fe termine dans l'angle de la Jugulaire & la Sou-clavière.

Ceux du côté droit fuivent le même cours; mais ils fe réduifent en un ou deux troncs très gros, & fe terminent ou à l'angle de la Jugulaire avec la Sou-clavière du même côté, ou dans la Sou-clavière même.

Ayant fuivi le cours des Vaiffeaux lymphatiques des extrémités fupérieures, pour rendre l'Hiftoire de ces Vaiffeaux complette, il me refte à parler de ceux de la Tête & du Cou.

On peut divifer les Vaiffeaux lymphatiques de la Tête en fuperficiels & profonds.

Les fuperficiels peuvent fe divifer dans ceux qui occupent la Face, & dans ceux qui occupent la partie chevelue.

Les

Les Vaisseaux Lymphatiques qui sont placés entre les Tégumens de la partie chevelue, se réduisent ordinairement en cinq, six ou sept troncs principaux; deux occupent la partie postérieure & latérale, se divisent, & vont aboutir à deux glandes qui sont au dessus de la partie latérale du Muscle Trapeze où le même termine à l'os de l'Occiput. De ces glandes il en part deux Vaisseaux qui se réunissent dans un tronc très considérable qui, coulant le long de la partie latérale & postérieure du Cou, glisse au dessu du Muscle Trapeze, & au dessus du Muscle Releveur de l'Omoplate, & s'étant divisé en deux, il va trouver deux glandes placées dans la partie inférieure du Cou. D'autres Vaisseaux vont aux mêmes glandes comme je le dirai. De ces glandes, avec un plexus, ils vont à une autre glande où concourent aussi d'autres Vaisseaux. De cette glande il part un tronc très considérable qui, après avoir reçu d'autres Vaisseaux, se termine du côté gauche au Canal Thorachique où le même aboutit à l'angle de la Sou-Clavière avec la Jugulaire.

Les autres Vaisseaux occupent la partie latérale: quelques-uns sont placés plus superficiels, & d'autres plus profonds. Ils se divisent en plusieurs branches, & terminent aux glandes qui sont au dessus, & dans l'environ de l'Apophyse Mastoïdienne. De ces glandes il en part divers troncs qui se rendent aux amas de glandes qui sont entre le Muscle Splenius, le Releveur de l'Omoplate, le Trapeze, & la Jugulaire interne, au dessous des Muscles Sterno & Clino-Mastoïdiens, & au dessus des Muscles Scalenes, & passant de glande en glande, de plexus en plexus, ils s'unissent avec d'autres qui proviennent du Cerveau, de l'Arrière-Bouche, des cavités des Narines, & de la Langue, après qu'ils ont passé d'autres glandes, & se terminent en partie au susdit tronc qui se rend au Canal comme j'ai dit, & en partie s'entremêlent avec ceux de la Face comme je le dirai; & avec deux autres troncs ils terminent au Canal Thorachique.

Les Vaisseaux Lymphatiques de la Face peuvent se diviser dans ceux qui vont se rendre aux glandes placées entre l'Oreille & l'angle de la

Machoire , & dans ceux qui vont aux glandes placées au deſſus , & dans l'environ de la Veine, & de l'Artère Faciale où elles montent ſur l'arc de la Machoire inférieure.

Ceux du Nez, des Paupières, & en partie du Front ſe réduiſent dans un ou deux troncs qui ſe diviſent & ſe terminent à ces glandes. Aux mêmes ſe réduiſent auſſi quelques-uns de ceux qui proviennent de la partie interne & inférieure de la Bouche, de la Parotide, des glandes Maxillaires & Sublinguales. De ces glandes il en part divers troncs; quelques-uns ſe réduiſent dans une glande placée au deſſous d'où il en part un tronc qui termine à une glande placée au côté du Larynx. De cette glande il ſe produit à une autre placée au côté de la partie ſupérieure de la glande Thyreoïde. De la même il en part un tronc qui, s'uniſſant avec d'autres, paſſe au deſſus de la Carotide, & de la Jugulaire, rencontre au côté de la même une glande où ſe rendent d'autres Vaiſſeaux ſuſdits, & après l'avoir paſſée, il ſe gliſſe par un tronc dans le Canal Thorachique ou dans la Jugulaire interne. D'autres paſſent de la partie interne à l'externe, & vont à une glande placée au deſſus de la diviſion de la Jugulaire interne , & ſe mêlent après avec ceux de la partie chevelue, & de l'autre partie de la Face , & paſſant de glande en glande, de plexus en plexus vont au Canal Thorachique ou à la Jugulaire interne.

Ceux qui ſuivent le cours de la Temporale, qui avec leurs branches occupent en partie, la partie chevelue antérieure & latérale du Sinciput, ſe rendent avec pluſieurs troncs aux glandes placées entre l'Oreille & l'angle de la Machoire inférieure.

Quelques-uns de ceux qui proviennent de la Parotide, des Muſcles Temporaux & Maſſeters ſe rendent aux mêmes; & quelques-uns de ceux qui viennent des glandes ſuſdittes qui ſont placées dans l'environ de l'Apophyſe Maſtoïdienne. De ces glandes il en part pluſieurs Vaiſſeaux: quelques-uns coulent ſuperficiellement , & d'autres ſe gliſſent dans l'interne, & vont aux ſuſdittes glandes. Les ſuperficiels ſe réduiſent en

un tronc qui, fuivant le cours de la Jugulaire externe, fe divife en
plufieurs branches qui fe gliffent dans les glandes placées dans la partie
inférieure & latérale du Cou, où ils s'uniffent avec les branches fufdittes du Céphalique, à ceux de la partie poftérieure de la Tête, & à d'autres des fufdits, & avec un tronc trés confidérable provenant des fufdits amas de glandes fe rendent, aux deux glandes placées au côté de la
première côte où fe rend auffi comme j'ai dit un tronc formé de la réu-
nion de ceux qui paffent par le ligament fufpenfoire du Foie, de ceux
du Diaphragme, du Cœur, du Péricarde, du Thymus, & de ceux qui
fuivent la Mammaire interne.

De ces glandes il en part plufieurs troncs qui, paffant au deffous
de la Jugulaire, fe réuniffent dans un qui fe termine au Canal Thorachique.

Quelques-uns du Menton, des Lèvres, & des Mufcles de la Langue
fe rendent aux glandes placées entre les Mufcles Biventres de la machoire; & des mêmes avec diverfes branches qui fe gliffent au deffous du
Mufcle Sterno & Clino-Mafloïdiens, vont à d'autres glandes; enfin paffant ou deffus, ou deffous de la Jugulaire, ils fe rendent aux glandes
placées dans la partie inférieure & latérale du Cou, avec ceux de la glande Thyreoïde, s'uniffent avec les fufdits, & fe terminent comme je viens
de le dire.

Les profonds font ceux du Cerveau, ceux qui fuivent le cours de
la Maxillaire interne, & ceux du Pharynx, du Larynx, & de la Langue.

J'ai injecté trois fois quelques-uns des Lymphatiques du Cerveau dans
l'Emifpheres; mais je ne les ai jamais conduits aux glandes à caufe des
extravafations. Ces Vaiffeaux font larges; mais ils ont les tuniques très
fines. Les branches fe rempliffent du tronc comme dans le Foie, & on
voit qu'elles forment un réfeau de branches plutôt confidérables. Les
troncs fe gliffent dans les efpaces qui font entre une circonvolution, &
l'autre. Ces Vaiffeaux font placés dans la fubftance de l'Arachnoïde.

J'ai injecté des Vaiffeaux Lymphatiques qui fortent du Canal Caro-

tique, & du trou du tronc de la Jugulaire qui fort du Crane; & j'ai
vu qu'ils vont en partie à deux glandes placées à côté, & au deſſous
de la Carotide interne où la même ſe gliſſe dans ſon Canal, & en partie
à deux groſſes glandes placées plus inférieurement au deſſus de la Jugulaire, & de la Carotide où vont auſſi quelques-uns des ſuperficiels comme
je viens de le dire. Ceux de la Langue, du Pharynx, du Larynx, &
ceux qui ſuivent la Maxillaire interne, ſe rendent aux mêmes; paſſant
après de glande en glande, de plexus en plexus, ils s'uniſſent avec les
ſuſdits, & ſe terminent comme je viens de le dire.

Pour rendre ſenſibles ces Vaiſſeaux, il faut auparavant injecter les
Sanguins avec l'eau chaude ou la glue colorée, qui tranſſude ſans couleur, & ſe gliſſe dans les Lymphatiques, les rendant pour cela ſenſibles;
mais il arrive quelquefois qu'elle s'y gele, & alors le mercure ne pénè-
tre pas.

J'ai auſſi vu les Lymphatiques de la dure-Mère, mais je n'ai pas
encore pu les injecter.

Voilà ce que j'avois pour le préſent à dire ſuccintement ſur le Syſtème des Lymphatiques. Lorſque je publierai l'Ouvrage, on verra que
ce que nous connoiſſions à l'égard de ce Syſtème de Vaiſſeaux, étoit
peu de choſe, & en grande partie erroné, au moins à l'égard de
l'Homme & de quelques Quadrupèdes que j'ai auſſi examinés. Je ne
m'étends pas davantage, & je réſerve le tout à l'Ouvrage.

En attendant j'obſerverai, que les Vaiſſeaux lymphatiques étant très
nombreux dans toutes les parties ſuperficielles & internes du corps humain, & que prenant racine de la ſurface, le Médecin pourra, tant par
la ſurface, que par les Inteſtins, introduire dans l'interne du corps, des
matières médicamenteuſes qui opérent dans les différentes parties du corps.

S'il s'agira de réſoudre l'obſtruction des glandes de l'Aine, & des
très nombreuſes qui ſont dans la cavité du Bas-Ventre, & que les Vaiſſeaux lymphatiques des extrémités inférieures paſſent; ou s'il s'agira de
fortifier ces Vaiſſeaux, le Médecin pourra appliquer la matière à la ſurface du corps au deſſous du Nombril.

S'il s'agira de réfoudre l'obftruction des glandes de l'Aiffelle, & de la partie inférieure du Cou; ou de fortifier ce Syftème de Vaiffeaux, on pourra avec raifon appliquer la matière médicamenteufe au deffus du Nombril, & aux extrèmités fupérieures.

S'il s'agira de réfoudre l'obftruction des glandes du Cou & de la Tête; ou de fortifier ce Syftème de Vaiffeaux, on pourra appliquer la matière à la Face, à la partie chevelue, au Cou, & aux parties internes de la Bouche.

S'il s'agira de réfoudre les obftructions des glandes du Poumon, ou de fortifier le Syftème des Lymphatiques dans ce Vifcère, on pourra appliquer la matière à la furface des Vefficules du Poumon, & la faire fondre dans une autre matière qui puiffe fe réduire en vapeur, fe mêler avec l'air, & s'appliquer ainfi à toute la furface des Vefficules.

S'il s'agira de réfoudre les obftructions des glandes du Méfentère, du Méfo-Colon & du Méfo-Rectum, & de corroborer les Lymphatiques des Inteftins & du Ventricule, on pourra alors introduire les matières par la Bouche & par l'Anus.

S'il s'agira enfin de réfoudre les obftructions des glandes du Foie, de la Rate & des Reins, on tâchera d'introduire les matières par la Bouche & par l'Anus, & de les appliquer auffi à la furface du corps au deffous du Nombril.

S'il s'agira d'introduire des matières pour corriger le tout dans la machine animale, on pourra appliquer ces matières à toutes les parties dont j'ai parlé.

C'eft à la pratique à confirmer ce que je propofe, appuyé fur les notions que l'Anatomie m'a données des Vaiffeaux lymphatiques: mais voulant appliquer les matières aux fufdittes parties; je crois qu'il faudra le faire avec prudence, au commencement de l'obftruction, & peu à peu, afin que les glandes s'étant dégorgées, l'humeur qui croupiffoit, n'aille pas avec célérité au Canal Thorachique, & qu'empêchant à l'humeur qni dérive du Foie, du Poumon, & des autres parties, de fe dé-

charger; ces Vifcères , & les cavités qui les contiennent pourroient s'en-
gorger, & produire ainfi une maladie encore plus grande que celle dont
nous entreprenons la cure.

Mais parlant de ce qui eft partie de la pratique, je hafarde feulement mon opinion, que je foumets au jugement des Médecins éclairés ,
qui feuls ont droit d'en juger.

Fin de la feconde partie.

EXPLICATION DES PLANCHES.

PLANCHE I.

Figure 1.

La figure première repréſente une portion de la Membrane interne de l'Inteſtin Ilecn d'un cadavre d'enfant où les Veines lactées, ou ſoit Vaiſſeaux lymphatiques des Inteſtins, étoient remplis de chyle, & où l'on voyoit avec les yeux nuds un nombre prodigieux de petites ramifications qui formoient un ſub til réſeau qui occupoit tous les Inteſtins. Cette portion de Membrane, & les petits Vaiſſeaux remplis de chyle qui la compoſent, fut copiée au Microſcope de Couf à la lumière réfléchie, groſſie par la troiſième lentille.

La figure 2. repréſente une portion de la Membrane externe de l'Inteſtin Jejunium d'un enfant, où j'avois injecté de l'encre par un petit trou, dans la cavité du Bas-Ventre, & où l'on voyoit dans la ſurface des Inteſtins des taches noires, & au deſſous de ces taches un réſeau de Vaiſſeaux lymphatiques remplis d'encre, qui ſe réuniſſoient dans un ou deux troncs qui, gliſſant entre les lames du Méſentère, alloient ſe rendre aux glandes lymphatiques qui y ſont. Cette portion de Membrane eſt auſſi copiée à la lumière réfléchie, groſſie par la ſuſditte lentille. On voit que le Péritoine n'eſt qu'un amas de petits Vaiſſeaux lymphatiques qui, en forme de duvet comme autant de tubes capillaires, prennent racine de la ſurface externe des Inteſtins.

La Figure 3. montre une portion de la Membrane interne des Inteſtins Grêles d'un chien, où les Vaiſſeaux lymphatiques des Inteſtins étoient remplis de chyle, & où par le moyen de l'acide vitriolique, le chyle s'étoit caillé. On voit que la Membrane interne des Inteſtins eſt plus raboteuſe, & qu'elle n'eſt qu'un amas de Lymphatiques, qui, en forme de duvet comme autant de tubes capillaires, prennent racine de la ſurface interne des Inteſtins & pompent la matière qui s'y contient.

Cette figure fut copiée au Microfcope comme les autres.

La figure 4. repréfente une portion de la Membrane interne de l'Inteftin Rectum de l'enfant de la fig. 1.

Les Lymphatiques de cet Inteftin étoient auffi remplis d'une matière laiteufe. On voit comme les follicules glanduleufes de cet Inteftin font environnées par les Lymphatiques, & que la Membrane interne du même n'eft qu'un amas de ces Vaiffeaux qui prennent racine de la furface des Inteftins & des follicules.

La figure 5. montre une portion du Péritoine d'un cadavre d'un jeune homme, où j'avois injecté de l'encre dans la cavité du Bas-Ventre. On y voyoit des taches noires & un réfeau de Vaiffeaux plus grands qui dérivoient de ces taches qui n'étoient qu'un amas de petits Vaiffeaux remplis d'encre.

La figure 6. montre une portion du Lobe gauche du Foie, avec les Vaiffeaux lymphatiques fuperficiels injectés avec le mercure. Par la preffion effectuée en arrière avec le manche d'un couteau, les petits Vaiffeaux qu'on voit s'étoient remplis. Ces Vaiffeaux amaffés couvroient la furface du Foie ; de manière

qu'on ne voyoit pas les Vaiffeaux fanguins injectés avec la glue colorée avec le vermillon qui paroiffoient auparavant très nombreux.

a. Vaiffeau qui couloit le long du bord de ce Lobe.

b. Tronc principal coupé, qui alloit fe rendre au ligament gauche, où fe rendoit le fufdit & les autres qui alloient fe répandre au deffus de ce Lobe.

d. Tronc où concourent les branches principales de la partie fupérieure de ce Lobe, après qu'elles fe font unies par leurs petites ramifications avec les fufdits. Ce tronc va auffi au ligament gauche ; mais plus à droite.

Séparant la Membrane que le Péritoine prête au Foie ; la plupart des dits Vaiffeaux reftent dans fa fubftance, & on voit que le Péritoine eft formé d'un amas de Vaiffeaux limphatiques.

La figure 7. montre une portion de l'Inteftin Jejunium attachée à une portion du Méfentère, copiée du cadavre d'un criminel qui s'étrangla en prifon 4 heures après un bon repas. J'injectai au deffus des Inteftins les troncs principaux des Vaiffeaux lymphatiques qu'on voit.

Les branches remplies de chyle le

le fe voyoient très bien, & encore plus nombreufes de ce que montre la figure ; on voit comme ces branches concourent enfemble , & gliffent entre les tuniques du Méfentère au deffus des vaiffeaux fanguins ; & comme elles fe divifent, fe réuniffent, & vont aux glandes lymphatiques placées auffi entre les lames du même Méfentère.

aa. La portion de l'Inteftin coupée.

bb. La portion du Méfentère coupée.

c. Artère qui va fe répandre à la fufditte portion.

d. La Veine.

eee. Trois glandes où fe rendent les fufdits Vaiffeaux lymphatiques.

La figure 8. montre une glande bien pénétrée par le mercure , qui étoit fuperficielle à l'articulation du Bras avec l'Avant-Bras.

a. Deux Vaiffeaux qui fe gliffent dans la glande.

b. Vaiffeau qui en fort.

La fig. 9. montre une glande bien remplie de mercure copiée dans le Cou.

a. Quatre Vaiffeaux qui fe gliffent dans la glande.

b. Vaiffeau qui en fort.

La figure 10. montre une glande de l'Aine.

a. Trois Vaiffeaux qui fe gliffent dans la même.

b. Cinq Vaiffeaux qui en fortent.

La figure 11. montre trois glandes placées aux côtés des Sanguins Iliaques que les Vaiffeaux lymphatiques des extrêmités inférieures paffent.

a. *b*. *c*. Vaiffeaux qui fe gliffent dans les mêmes.

d. *e*. Vaiffeaux qui en fortent.

La figure 12. montre une glande placée à la partie fupérieure du Diaphragme.

a. Vaiffeau qui fe gliffe dans la même.

b. Deux Vaiffeaux qui en fortent.

On voit comme les Vaiffeaux lymphatiques fe gliffent & fe divifent dans les glandes ; les cellules qu'ils forment, comme ils fe réuniffent en troncs, & comme ils fortent des mêmes glandes.

Quelquefois les Vaiffeaux lymphatiques forment les glandes fans cellules , comme on peut voir dans celle de la figure 12.

PLANCHE II.

Figure 1.

Cette figure repréfente la partie externe, & en partie antérieure de la Jambe, & de la Cuiffe coupée dans le voifinage du Genou, avec les Vaiſſeaux lymphatiques qui proviennent des doigts ; On voit leur cours par le dos du Pied, & comme coulant le long de la Jambe, quelquefuns fe gliſſent dans la partie interne, outrepaſſant l'antérieure, tandis que d'autres paſſent à la poſtérieure pour fe rendre après à l'interne. (*)

AA · Les Tégumens communs renverſés.

b. c. d. e. f. g. h. i. l. Vaiſſeaux qui paſſent dans la partie poſtérieure & qui fe rendent après à la partie interne.

aa. 18 Vaiſſeaux injeɛ́tés dans le dos du Pied.

1. 2. 3. 4. 5. 6. 7. 8. 9. 10. 11. 12. 13. 14. 15. 16. 17. 18. 19. 20. 21. 22. 23. Vaiſſeaux qui fe rendent à la partie interne de la Jambe, & ceux placés au deſſus du Genou à la partie antérieure de la Cuiſſe.

Figure 2.

Cette figure repréſente la partie interne, & en partie antérieure de la Jambe & de la Cuiſſe, avec le cours des Vaiſſeaux lymphatiques qui proviennent des doigts, de la plante & du dos du pied.

AA. Les Tégumens communs renverſés.

1. 2. 3. 4. 5. 6. 7. 8. 9. 10. 11. 12. 13. 14. 15. 16. 17. 18. 19. 20. 21. 22. 23. Vaiſſeaux qui correſpondent à ceux de la 1. fig. marqués avec les mêmes chifres.

b. c. d. e. f. g. h. i. l. m. Vaiſſeaux qui après avoir outrepaſsé la partie poſtérieure, fe rendent à l'interne. (**)

a. Neuf Vaiſſeaux qui dérivent de la plante du pied.

n. Deux Vaiſſeaux qui dérivent du dos du Pouce.

o. Vaiſſeau qui fe gliſſe entre les Mùſcles de la Cuiſſe & qui s'unit aux profonds.

pp. Six glandes où fe rendent les fufdits Vaiſſeaux.

q. La Veine-Saphéne.

PLANCHE III.

Cette figure repréſente la partie antérieure du Bas-Ventre, la Verge, les Bourſes,

& la partie antérieure & fupérieure de la Cuiſſe, avec les glandes de l'Aine où fe

---

(*) La figure 1. de la Planche V, remiſe à l'Académie de Paris, montre le cours de ces Vaiſſeaux par la partie poſtérieure.

(**) La figure 1. de la V. Planche, montre ces Vaiſſeaux . comme j'ai dit.

rendent les Vaiſſeaux des extrêmités inférieures, & des
ſuſdittes parties
AA. Les Tégumens communs
renverſés.
1. 2. 3. 4. 5. 6. 7. 8. 9. 10. 11.
12. Douze Vaiſſeaux qui dérivent des Feſſes. (*)
13. 14. 15. 16. 17. 18. Six
Vaiſſeaux qui dérivent des
Lombes.
a. b. c. d. e. f. g. h. i. l. m. n.
Douze Vaiſſeaux qui dérivent d'entre les Tégumens
du Bas-Ventre.

o. Deux Vaiſſeaux qui dérivent
de la Verge.
p. Vaiſſeau qui dérive des Bourſes.
q. Trois Vaiſſeaux qui dérivent
de la partie inférieure & interne des Feſſes, & de la
partie ſupérieure & interne
de la Cuiſſe.
rr. Vaiſſeaux qui proviennent
du Pied, de la Jambe & de
la Cuiſſe.
sssssss. Glandes où ſe rendent
les ſuſdits Vaiſſeaux. (**)

PLANCHE IV.

Figure 1.

Cette figure montre la partie
poſtérieure du Bras, avec le
cours des Lymphatiques qui
prennent racine des Doigts,
du Dos & de la paume de
la Main.
AA. Les Tégumens communs
renverſés.
aa. Seize Vaiſſeaux injectés. Les
branches étoient remplies naturellement de lymphe, &

pour cela viſibles au deſſinateur.
1. 2. 3. 4. 5. 6. 7. 8. 9. 10. 11.
12. Douze Vaiſſeaux qu. de
la partie poſtérieure paſſ nt
du côté externe à la partie
antérieure.
13 à 32. Vingt Vaiſſeaux qui
paſſent à la partie antérieure
du côté interne.

Figure 2.

Cette figure montre la partie
antérieure du Bras avec les
Lymphatiques de la même
partie, & la ſuite de ceux
de la poſtérieure.

A. La Clavicule coupée.
B. Portion du Deltoïde.
C. Portion du grand Pectoral.
D. Portion du grand Dorſal.
E. Portion du grand Rond.

(*) La Planche III. remiſe à l'Academie de Paris, montre le cours de ces
Vaiſſeaux par les Feſſes.

** Le nombre de ces glandes n'eſt pas conſtant, & j'en ai vu de ſix
juſqu'à douze, & paſſer des plexus de Vaiſſeaux de l'une à l'autre. Dans la
préparation où le deſſein de cette Planche fut copié, ces plexus n'étoient pas
remplis. La Planche VII. remiſe à l'Académie montre ces plexus.

F. Portion du ſous-Scapulaire.

G. Les Nerfs du Bras coupés.

H. L'Artère Axillaire coupée.

I. La Veine Axillaire coupée qui va former

K. la Baſilique avec quelqueſunes de ſes branches.

L. La Cephalique avec quelquef-unes de ſes branches, cou-pée au deſſous de la portion du Pectoral.

M. L'Artère Ulnaire.

N. L'Artère Radiale.

aa. Six Vaiſſeaux qui avec di-verſes branches dérivent des Doigts.

1. 2. 3. 4. 5. 6. 7. 8. 9. 10. 11. 12. Douze Vaiſſeaux qui cor-reſpondent à ceux de la fi-gure ci devant marqués avec les mêmes chifres.

13. à 32. Vingt Vaiſſeaux qui correſpondent auſſi à ceux de la figure ci-devant mar-qués avec les mêmes chifres.

b. Vaiſſeau qui ſe gliſſe pro-fondement avec l'Artère Ra-diale.

cc. Deux glandes que quelquef-uns de ces Vaiſſeaux ren-contrent au deſſus de l'union du Bras avec l'Avant-Bras.

dd. Glandes qu'ils recontrent à l'Aiſſelle.

e. Vaiſſeau qui ſuit la Cepha-lique dont on verra la ter-minaiſon dans une autre Planche.

F I N.

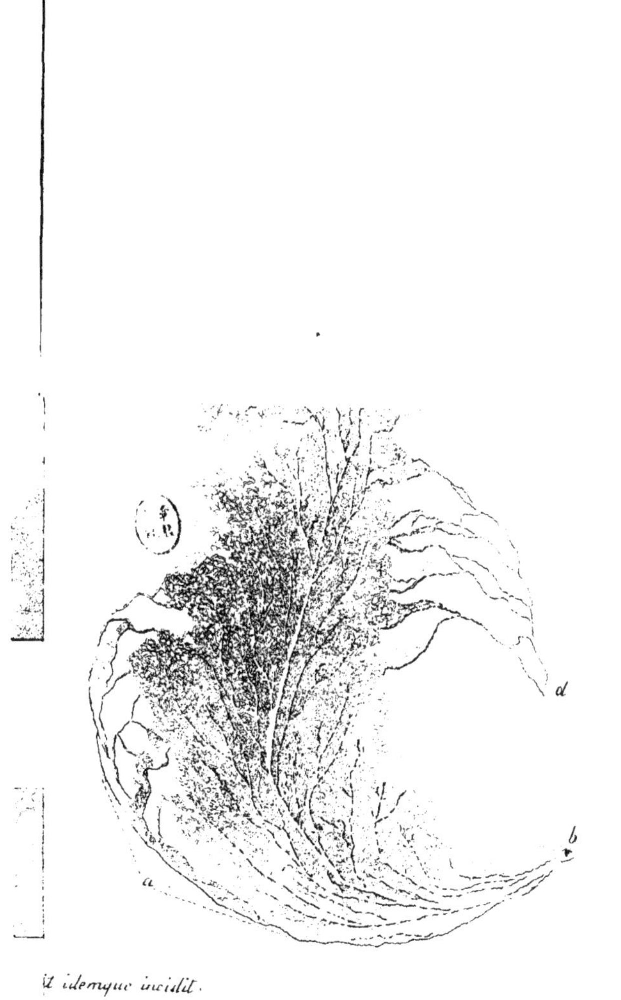

il idemque incidit.

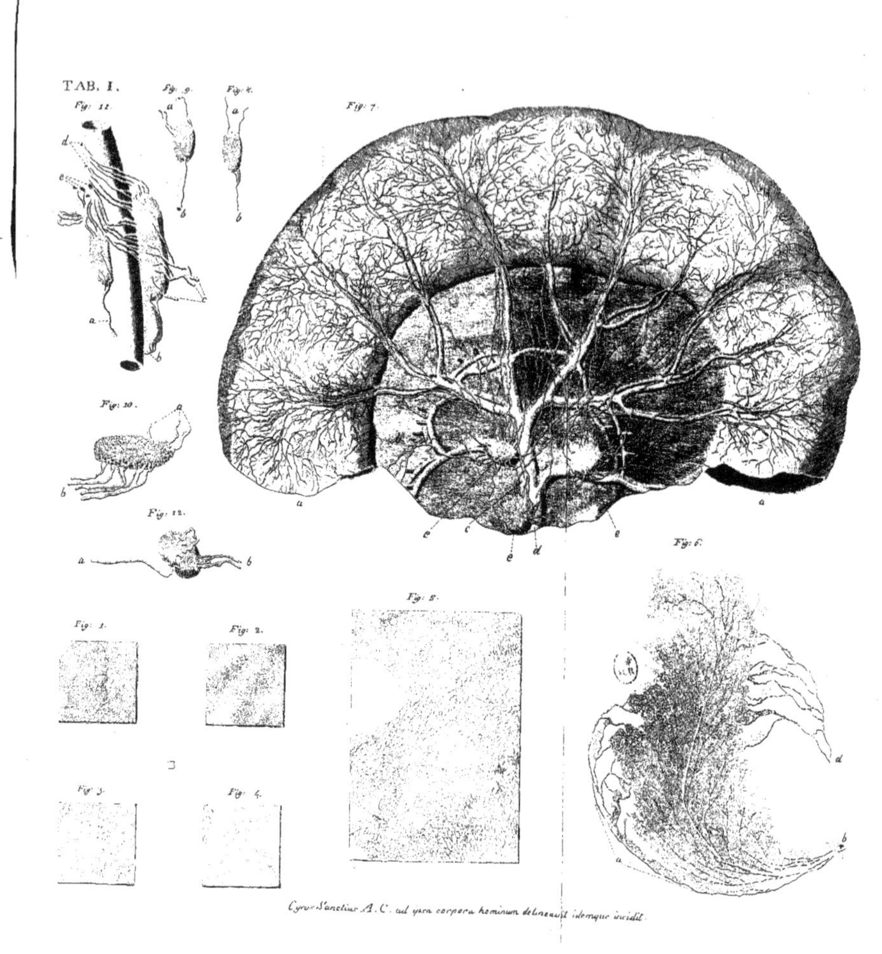

Cyrus Sanctius A. C. ad ipsa corpora hominum delineavit idemque incidit.

Fig: I.
Fig: I. 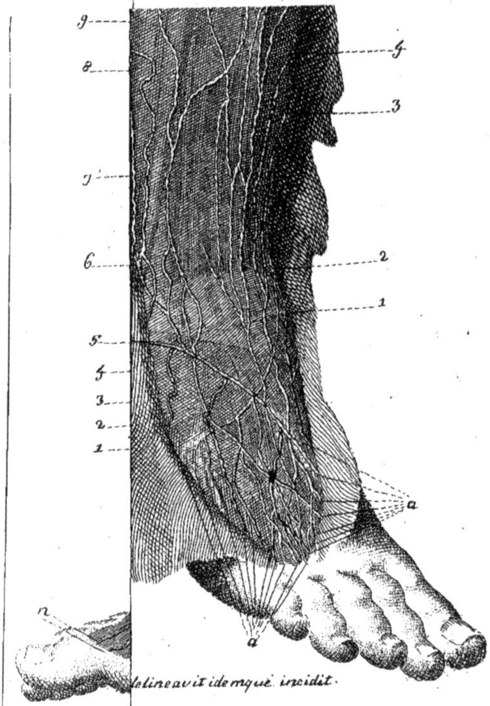
9
8
7
6
5
4
3
2
1
4
3
2
1
a
n
a
delineavit idemque incidit.

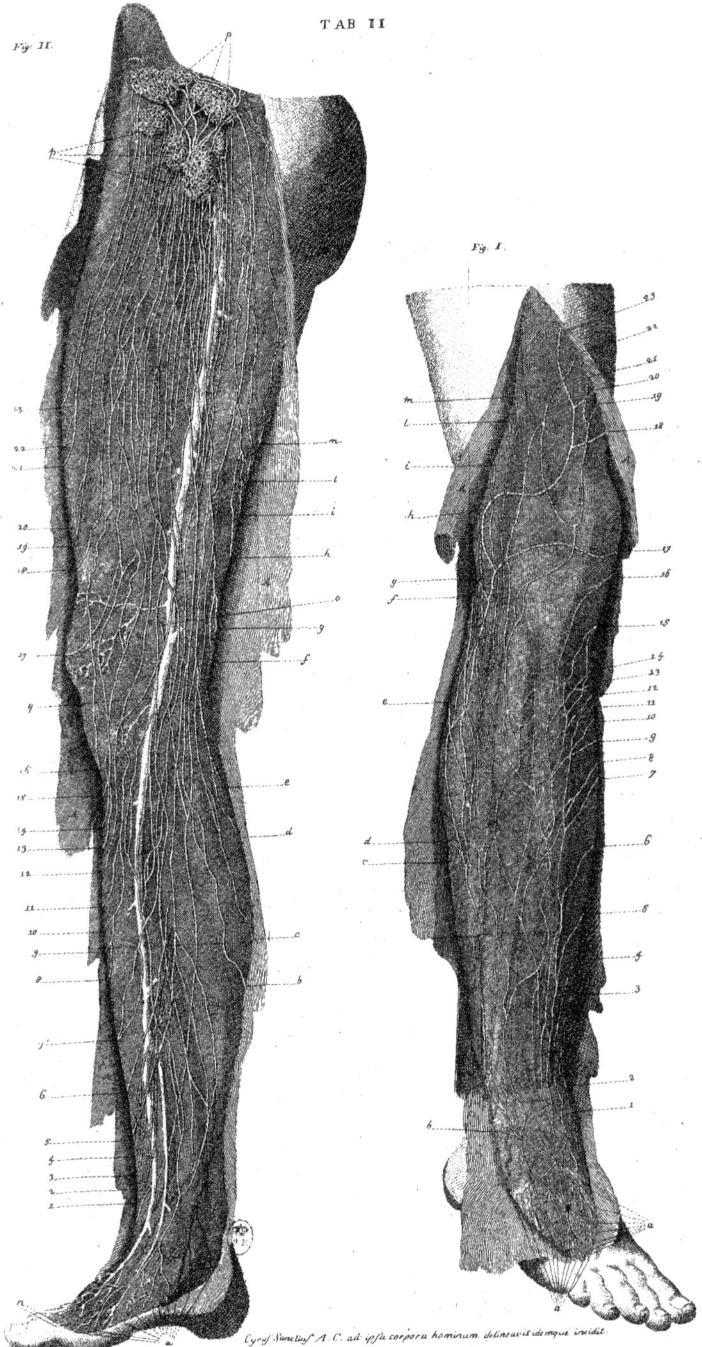

Fig. II.
Fig. I.
Cyrus Sanctius A. C. ad ipsa corpora hominum delineavit idemque incidit.

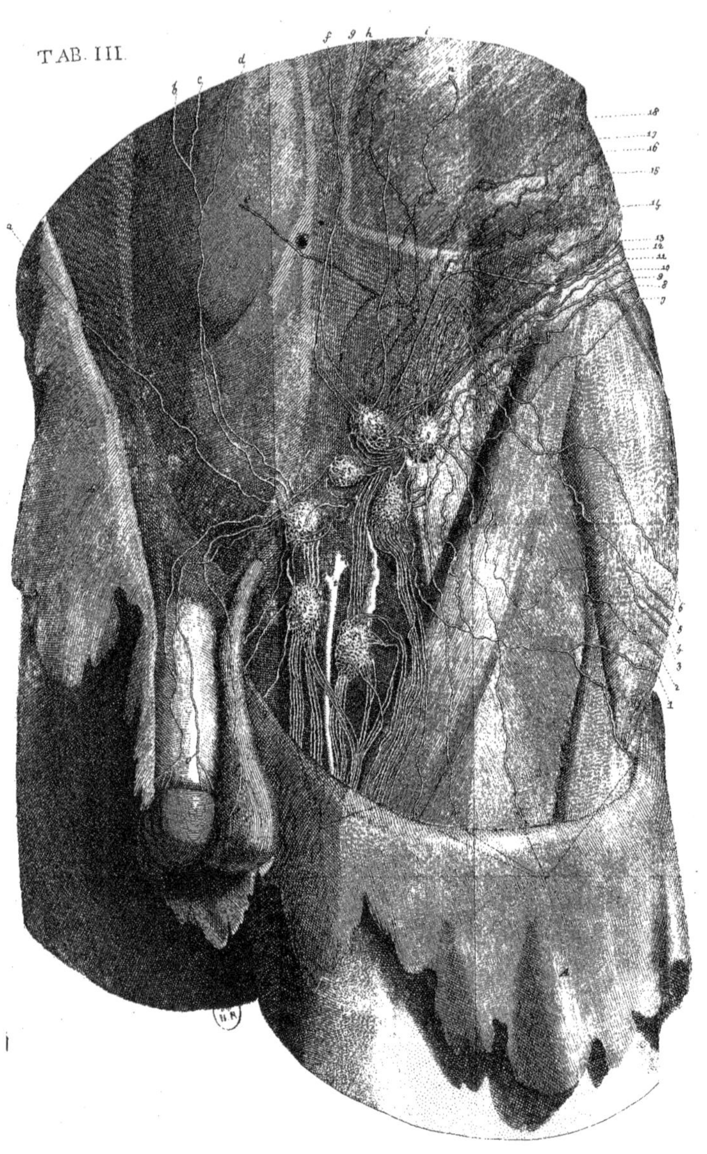

Cyrus Sanctius A. C. ad ipsa corpora hominum delineavit idemque incidit.

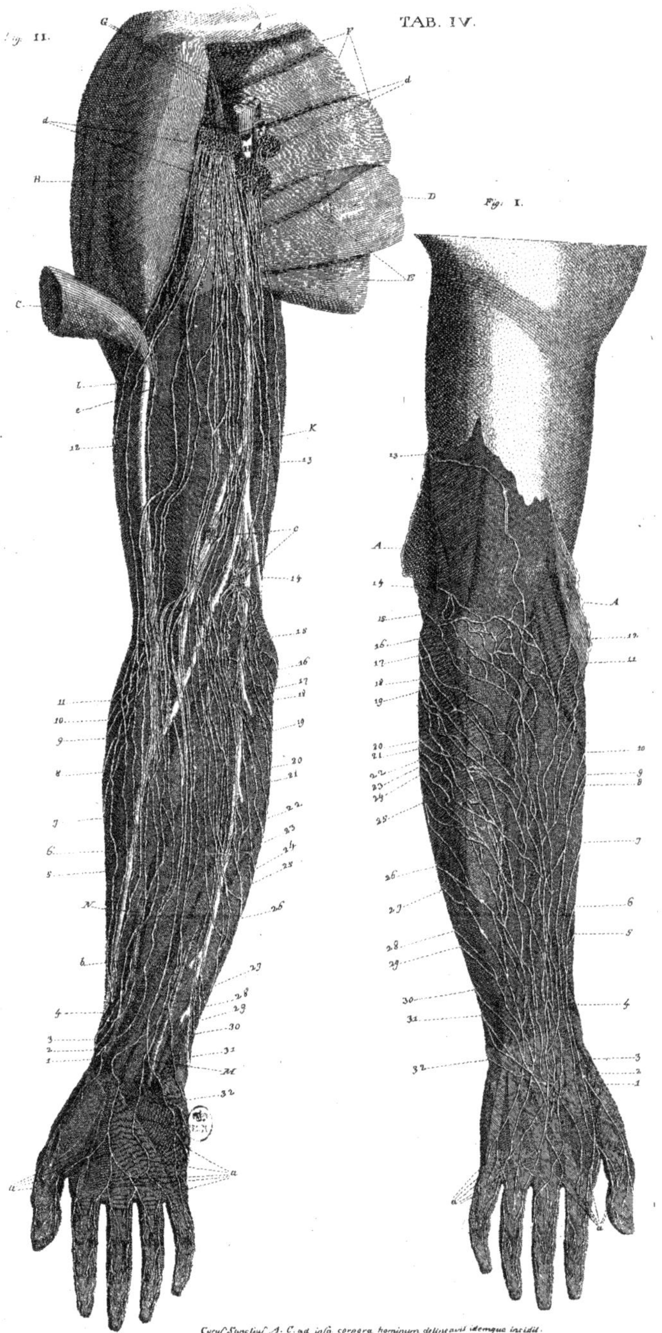
TAB. IV.
Fig. II.
Fig. I.
Cyrus Sanctius A. C. ad ipsa corpora hominum delineavit idemque incidit.